T0197217

Rote Augen, Grauer Star, Kranke Makula

Birgit Hartmann · Wolfram Goertz

Rote Augen, Grauer Star, Kranke Makula

Augenkrankheiten vorbeugen – Die richtige Therapie

Mit 50 Abbildungen

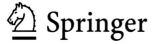 Springer

Birgit Hartmann
Augenärztin
Dinslaken, Nordrhein-Westfalen
Deutschland

Wolfram Goertz
Interdisziplinäre Ambulanz für
Musikermedizin
Universitätsklinikum Düsseldorf
Düsseldorf, Deutschland

ISBN 978-3-662-67682-0   ISBN 978-3-662-67683-7   (eBook)
https://doi.org/10.1007/978-3-662-67683-7

Die Deutsche Nationalbibliothek verzeichnet diese Publikation in der Deutschen Nationalbibliografie;
detaillierte bibliografische Daten sind im Internet über ▶ http://dnb.d-nb.de abrufbar.

Covermotiv: © stock.adobe.com/Jeff Bergen/peopleimages.com/ID 487225839
Covergestaltung: deblik, Berlin

Planung/Lektorat: Susanne Sobich
Springer ist ein Imprint der eingetragenen Gesellschaft Springer-Verlag GmbH, DE und ist ein Teil von
Springer Nature.
Die Anschrift der Gesellschaft ist: Heidelberger Platz 3, 14197 Berlin, Germany

Das Papier dieses Produkts ist recyclebar.

Vorwort

Liebe Leserin, lieber Leser,

mit diesem Ratgeber erfüllen wir den häufig von Patienten geäußerten Wunsch nach einem Buch, das in kurzer Zeit einen Überblick über die häufigsten Augenkrankheiten bietet.

Heute stellen wie die Weichen für den Rest unseres Lebens. Durch richtiges Handeln können wir nicht nur unsere Augengesundheit erhalten, sondern auch unsere Lebenszeit verlängern. Daher räumen wir den Themen Vorsorge und gesunde Lebensweise einen besonderen Stellenwert ein.

Unser Buch soll als Entscheidungshilfe für richtiges Handeln dienen. Es hilft, Symptome korrekt einzuordnen. Um diesen Anspruch zu erfüllen, haben wir den Ratgeber nach Beschwerden gegliedert. Durch diesen Aufbau haben Sie die Möglichkeit, sich in unserem Buch schnell zu orientieren. Wir erläutern die Symptome der häufigsten Augenerkrankungen, ihre Entstehung, vorbeugende Maßnahmen und Behandlungsmöglichkeiten. Seltene Augenerkrankungen bleiben zur besseren Übersicht unerwähnt. Unser Ratgeber soll nicht zur Selbstdiagnose führen und kann daher eine augenärztliche Untersuchung nicht ersetzen.

Es gilt: Je eher eine Erkrankung festgestellt wird, desto früher kann man mit einer notwendigen Behandlung beginnen – und umso günstiger ist der Krankheitsverlauf.

Es war uns sehr wichtig, in einer für Laien gut verständlichen Sprache zu schreiben, die kein Fremdwort und keinen Fachbegriff unübersetzt lässt. Wir hoffen, dass uns dies gelungen ist. Um Platz zu sparen, schreiben wir Autoren grundsätzlich „Patienten", meinen aber trotzdem immer alle Geschlechter. Betroffene werden das nicht missverstehen.

Herzlich Ihre
Birgit Hartmann
Wolfram Goertz

Inhaltsverzeichnis

Über die Autoren

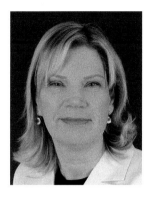

Dr. Birgit Hartmann (*1962)
wurde in Essen-Werden geboren.
Sie studierte Medizin an der Georg-August-Universität Göttingen.
Anschließend promovierte sie im Fach Frauenheilkunde bei Herrn Professor K.-W. Schweppe an der Westfälischen Wilhelms Universität Münster.
Ihre Facharztausbildung zur Augenärztin verbrachte sie bei Herrn Professor Dr. Edmund Gerke an der Augenklinik in Wuppertal-Barmen.
Seit mehr als 20 Jahren ist sie niedergelassene Augenärztin in Dinslaken. Sie schreibt regelmäßig für die Sprechstunden-Kolumne der „Rheinischen Post" in Düsseldorf. Die Bücher „Augensprechstunde" und „Arbeitsplatz Augenpraxis" sind in Zusammenarbeit mit Wolfram Goertz entstanden.
Für das Buch „Augensprechstunde" bekamen Hartmann und Goertz den Medienpreis vom Berufsverband für Augenärzte.

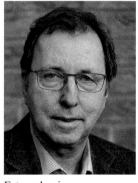

Dr. Wolfram Goertz (*1961)
wurde in Mönchengladbach geboren.
Er studierte Musikwissenschaft, Kirchenmusik und Philosophie in Köln, Aachen und Bochum. Promotionsstudium im Fach Kardiologie zum Dr. rer. medic. an der Medizinischen Fakultät der RWTH Aachen. Seit 1989 ist er Redakteur für Musik und Medizin der „Rheinischen Post" in Düsseldorf und schreibt zudem regelmäßig für die Wochenzeitschrift „Die Zeit". Für seine Serie über Herzinfarkt-Versorgung in NRW bekam er den Journalistenpreis der Deutschen Gesellschaft für Kardiologie.
Zusätzlich ist er Koordinator der Interdisziplinären Ambulanz für Musikermedizin am Universitätsklinikum Düsseldorf, die kranke Musiker behandelt.

Fotonachweis:
© Chritiane Keller

Das Wunderwerk des Sehens

Ich sehe was, das Sie nicht sehen – jedenfalls nicht genauso, denn es fallen ja nicht dieselben Lichtstrahlen in unsere Augen. Der Stuhl beispielsweise, den zwei Leute im Raum sehen, ändert sich zwar nicht durch den Blickwinkel, aber die Wahrnehmung ist doch minimal anders, leicht verschoben.

Was ist überhaupt Sehen? Nichts anderes, als dass Lichtstrahlen ins Auge einfallen, die lichtsensible Rezeptoren und Nerven anregen, Signale ans Gehirn zu senden. Das kombinierte Einfallstor für die Lichtstrahlen im Auge sind Pupille und Linse (◘ Abb. 1.1). Die Linse hat die vornehme und uns zeitlebens allenfalls unbewusst verblüffende Aufgabe, die Lichtstrahlen zu bündeln – das führt zu einem klaren Abbild der Umgebung auf der Netzhaut, die sich an der Rückwand des Auges befindet. Je mehr sich die Linse im Laufe des Lebens trübt, desto mehr Probleme bekommt man logischerweise. Optik ist ja auch nichts anderes als Physik (◘ Abb. 1.1).

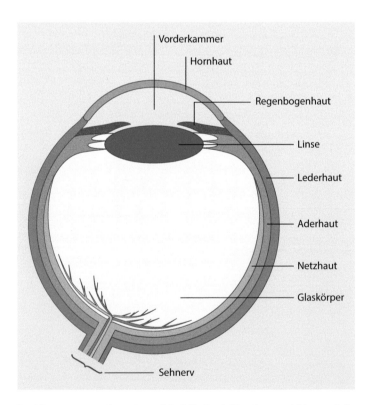

◘ **Abb. 1.1**   Unser Auge: Das Licht fällt durch Hornhaut und Linse auf die Netzhaut, deren Sinneszellen wandeln die einfallenden Lichtsignale in elektrische Impulse um und senden diese über den Sehnerv ans Gehirn weiter. (Quelle: Hartmann und Goertz 2013)

Die Netzhaut nun ist eine Schicht aus überaus feinen lichtsensiblen Rezeptoren und dünnen Nervenzellen, die den Lichteindruck ins Gehirn weiterleiten. Damit wir eine scharf konturierte Farbwahrnehmung haben und uns nicht vorkommen wie der Zuschauer beim Schleiertanz der Salome, handelt es sich nicht um irgendwelche Rezeptoren, sondern um extrem empfindsame Photorezeptoren. Rezeptoren haben die Aufgabe, eintreffende chemische und physikalische Reize für das Nervensystem zu transferieren, zu übersetzen, verständlich zu machen.

Diese Photorezeptoren schicken also Signale über die dünnen Nervenfasern zum Sehnerv; dieser führt von der Rückwand des Auges ins Gehirn. Zuvor haben sich die Nervenzellen der Netzhaut indes als ein sehr raffiniertes Optimierungsprogramm für alle einfallenden Bilder erwiesen. Sie verbessern beispielsweise den Bildkontrast und machen die Farben leuchtender – Schwarz-Weiß-Fernsehen gab's im Auge nie. Bestimmte Teile des Gehirns empfangen und verarbeiten nun diese Signale, und man ist auf wunderbare Weise in der Lage, das Bild zu sehen. Das machen wir so oft am Tag, dass man es nicht zählen kann.

Es handelt sich um eine Empfindung, die natürlich auch mit Erinnerungen zu tun hat, welche im Gehirn gespeichert sind. Wir haben schon zahllose Stühle in unserem Leben gesehen und können nun davon ausgehen, dass auch die neuen Lichtreize uns höchstwahrscheinlich nichts anderes als einen Stuhl präsentieren.

Sollte der Stuhl ein Liegestuhl sein, der im Juli bei beißendem Sonnenlicht am Strand der Algarve steht, könnte es hilfreich sein, dass die Lichtstrahlen, die den Stuhl abbilden, anders ins Auge fallen, als wenn es ein Igluvorgartenstuhl nachts um 2:35 Uhr im winterlichen Grönland wäre. Deshalb muss das Licht gedimmt oder besonders reichlich eingelassen werden. Das übernimmt die Iris, die Regenbogenhaut. Ihre Pigmentierung definiert nicht nur unsere Augenfarbe, sie besitzt auch für ihr Loch in der Mitte – die Pupille – ein paar geniale Muskeln, mit deren Hilfe sie diese Pupille entweder vergrößern oder verkleinern kann. So steuert die Iris den Lichteinfall auf der Linse.

Also Muskeln auch im Auge – das hätte man nicht gedacht. Unsereiner glaubt ja, die einzigen aktiven Muskeln seien diejenigen, mit denen wir die Blickrichtung steuern. Weit gefehlt! Von der Linse verlaufen nämlich ebenfalls feine Muskelfasern zur festen, äußeren Haut des Augapfels, mit denen sich die Dicke der Linse verändern lässt. Das ist nötig, um die Scharfstellung des Bildes, das auf der Netzhaut entstehen soll, zu garantieren. Man möchte den gemieteten Liegestuhl ja nicht nur aus der Nähe, sondern auch vom

1

Hotelbalkon aus scharf sehen. Diese teils willkürliche, teils unwillkürliche, jedenfalls sehr dynamische Anpassung der Brechkraft des Auges nennt der Fachmann Akkommodation (vom lateinischen Wort *accommodare* „anpassen, anlegen"). Wie wir wissen, verringert sich die Kraft der Anpassung im Leben kontinuierlich.

Die 23 mm Durchmesser, auf die es ein Augapfel bringt, sollten immer schön gerundet sein und keine Dellen haben. Deshalb ist der Augapfel mit einer komplett durchsichtigen, gallertartigen Masse gefüllt, dem Glaskörper. Er fördert auch die Bündelung der Lichtstrahlen. Und damit dieses Wunderwerk der Schöpfung störungsfrei arbeiten kann, ist Schutz fürs Auge unerlässlich. Der beste ist knöchern: Die Augen liegen gut eingebettet in den Augenhöhlen, die von Schädelknochen gebildet werden. Weiteren Schutz gewährt vor allem die äußere Haut des Auges aus festem weißem Gewebe, die Lederhaut. Vorne geht sie in die durchsichtige Hornhaut über, die die Linse schützt.

» Das Auge ist für Verblüffung gut – für Einsichten sowieso: „Und alsobald fiel es von seinen Augen wie Schuppen, und er ward wieder sehend" (Apostelgeschichte 9,18).

Rote Augen – wann droht Gefahr?

Inhaltsverzeichnis

2

2.1 Bindehauteinblutung (Hyposphagma)

Plötzlich ein rotes Auge – harmloses Hyposphagma (■ Abb. 2.1)

Die Bindehauteinblutung ist harmlos und muss nicht behandelt werden

Ursachen für eine Blutung unter die Bindehaut (Hyposphagma) können sein: hoher Blutdruck, starke körperliche Anstrengung, starkes Reiben am Auge, Störungen der Blutgerinnung oder die Einnahme von Gerinnungshemmern. Betroffene sollten sowohl Blutdruck als auch Blutgerinnung beim Hausarzt überprüfen lassen. Für das Auge ist solch eine Blutung harmlos und muss nicht behandelt werden.

2.2 Bindehautentzündung durch Erreger: Bakterien, Viren, Pilze

Was ist typisch für eine Bindehautentzündung (Konjunktivitis) durch Bakterien?

Verklebte Augen sind typisch für die bakterielle Bindehautentzündung

Bakterien sind die häufigste Ursache der Augenentzündung. Eitrige, verklebte Augen sind das typische Beschwerdebild. Man behandelt mit entzündungshemmenden Augentropfen (Antibiotika).

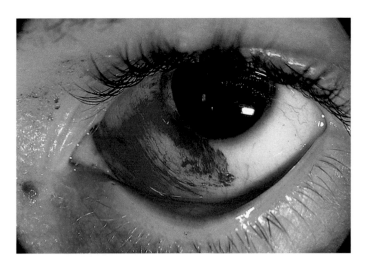

■ **Abb. 2.1** Einblutung in die Bindehaut (Hyposphagma). (Quelle: Hartmann und Goertz 2019)

„Augengrippe" – wenn Viren die Ursache sind (◘ Abb. 2.2)

Die „Augengrippe" ist eine Entzündung durch Viren. Sie tritt plötzlich auf, führt zur massiven Augenschwellung und Rötung mit starkem Tränenfluss (Epiphora). Häufig sind die Halslymphknoten angeschwollen. Da diese Viren sehr ansteckend sind, kommt es meist nach wenigen Tagen zur Infektion des Partnerauges. Gleichzeitig bilden sich in der Hornhaut Trübungen (Nummuli), die zur erhöhten Blendempfindlichkeit führen. Nummuli bilden sich nur langsam wieder zurück, bis zur Beschwerdefreiheit kann es manchmal Monate dauern.

Da diese Form der Augenentzündung sehr ansteckend und leicht übertragbar ist, spricht man auch von der „Augengrippe" (Keratokonjunktivitis epidemica). Vor allem in Kindergärten, Schulen, aber auch in Krankenhäusern ist sie gefürchtet, da gelegentlich sogar Einrichtungen geschlossen werden müssen, um Ansteckung zu vermeiden.

Die „Augengrippe" ist extrem ansteckend

Tipp

„Augengrippe": Hygiene ist extrem wichtig. Regelmäßiges Händewaschen, Reinigung der Türklinken sowie täglicher Handtuch- und Bettwäschewechsel sind erforderlich.

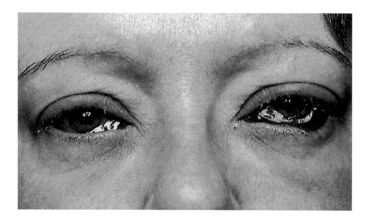

◘ **Abb. 2.2** Bindehautentzündung durch Viren („Augengrippe"). (Quelle: Grehn 2019)

Welche anderen Erreger können eine Entzündung auslösen?

2

Bei der Chlamydieninfektion sollte der Partner mitbehandelt werden

Chlamydien sind auch eine Art von Bakterien. Sie halten sich bevorzugt im Bereich von Schleimhäuten auf und werden sexuell übertragen. Die Folge: Infektionen im Genitalbereich (Scheide, Harnröhre) und an der Bindehaut. Rötung und Schwellung sind die typischen Entzündungszeichen an den betroffenen Stellen.

Bei Verdacht auf diese Erkrankung kann die Antikörperbestimmung im Blut die Diagnose sichern. Hausärzte können diese Untersuchung leicht durchführen. Finden sich Antikörper gegen Chlamydien im Blut, so behandelt man mit Tetrazyklinen und Makroliden (Antibiotika) in Tablettenform. Wichtig ist hierbei die Mitbehandlung des Partners, um den Ping-Pong-Effekt bei dieser sexuell übertragbaren Erkrankung zu vermeiden.

Pilzinfektionen sind die seltenste Ursache einer Augenentzündung. Ihr Beschwerdebild variiert. Typisch sind kleine Herde (Satelliten), die sich um einen größeren Entzündungsherd gruppieren. Unbehandelt kann es bei schweren Fällen zum Durchbruch der Hornhaut kommen. Hier ist eine konsequente, stationäre Behandlung wichtig, um die Hornhaut zu retten.

> **Stimmt's? Euphrasia hilft gut gegen Augenentzündungen**
>
> Die Wiesenpflanze Euphrasia (Augentrost) schafft bei einer leichten Bindehautreizung Linderung. Seit dem 14. Jahrhundert wird sie zur Behandlung von Augenentzündungen eingesetzt.
>
> Vitamin-A-Augensalbe fördert die Heilung der oberflächlichen Hornhautschicht, des Epithels. Besonders nach Verblitzung wird die Vitamin-A-Augensalbe im Auge als sehr wohltuend empfunden, gleichzeitig wird die Heilung gefördert.
>
> Kamille sollte man an den Augen nicht anwenden, da sie allergische Reaktionen auslösen kann.
>
> All diese Wirkstoffe kann man frei in Apotheken kaufen. Generell sollte man aber, wenn die Beschwerden nicht besser werden oder sogar eine Sehverschlechterung eintritt, die Augen vom Augenarzt untersuchen lassen.
>
> Besonders eine erhöhte Blendempfindlichkeit weist auf eine Entzündung im Auge hin. Solche schweren Augenentzündungen, wie beispielsweise eine Regenbogenhautentzündung,

kann man mit den oben genannten Wirkstoffen nicht erfolgreich behandeln, und ohne Therapie drohen bleibende Schäden an den Augen.

2.3 Hornhautentzündung (Keratitis)

So schützt die Natur die Hornhaut unserer Augen
- Lidschlussreflex
- Entzündungshemmende Wirkung der Tränenflüssigkeit
- Spüleffekt durch Tränen der Augen
- Schnelles Heilen kleiner Defekte

Bei der Hornhautentzündung kommt es zur Sehverschlechterung und erhöhten Blendempfindlichkeit

Welche Beschwerden sind für die Hornhautentzündung typisch?

Während bei der Bindehautentzündung das Sehen meist nicht beeinträchtigt ist, kommt es bei der Hornhautentzündung immer auch zur Sehverschlechterung und zur erhöhten Blendempfindlichkeit. Die Ursache: Schwellung (Ödem) und Trübung der Hornhaut. Nur eine klare Hornhaut ermöglicht gutes Sehen, daher ist die Hornhautentzündung eine Gefahr für die Sehschärfe. Erreger können durch kleinste Hornhautverletzungen eindringen und zum Hornhautgeschwür (Ulkus) führen. Im Extremfall kann es zum Durchbruch der Hornhaut kommen. Um solche Verläufe zu verhindern, sollte der Erreger eines Hornhautgeschwüres durch einen Abstrich genau ermittelt und gezielt mit einem wirksamen Antibiotikum behandelt werden.

2.4 Lidentzündung: Hagelkorn, Gerstenkorn, Gesichtsrose

Was sind Hagel- und Gerstenkörner, und wie entstehen sie?

Die Begriffe Hagelkorn und Gerstenkorn geben die Größe und das Aussehen von Lidveränderungen wieder.

Ein Gerstenkorn (Hordeolum) entsteht durch die Vermehrung von Bakterien im Gewebe einer Drüse des Lidrandes.

Das Gerstenkorn (Hordeolum) ist eine häufige Lidentzündung

2

Die Folgen: Schwellung, Rötung, Schmerzen. Im günstigsten Fall entleert sich der Eiter nach wenigen Tagen spontan, und die Entzündung heilt ab (◘ Abb. 2.3 a).

Das Hagelkorn (Chalazion) ist ebenfalls eine häufige Lidveränderung (◘ Abb. 2.3 b). Die Ursache für ein Hagelkorn ist, dass sich der Drüsenausführungsgang einer Meibom-Drüse am Lidrand verschließt. Das Sekret kann nicht mehr abfließen. Das Gewebe entzündet sich. Häufig bildet sich eine bindegewebige Kapsel als Folge der Entzündung. Damit ist der Entzündungsherd zwar umzingelt, und die Schmerzen hören auf, aber der zurückbleibende „Knubbel" stört. Bei 30 % der Betroffenen heilt die Entzündung ab. Die restlichen 70 % müssen sich einer kleinen Operation unterziehen, um die Lidveränderung wieder loszuwerden. In einer kleinen örtlichen Betäubung wird die Veränderung mitsamt der Kapsel entfernt.

In seltenen Fällen kann sich aus einem harmlosen Hagelkorn auch ein bösartiger Lidtumor (Karzinom der Meibom-Drüse) entwickeln. Hinweise auf eine bösartige Lidveränderung sind:

- häufig wiederkehrendes Hagelkorn,
- hohes Alter des Patienten,
- Lidentzündungen, die auf keine Behandlung ansprechen,
- Lymphknotenschwellung (kommt bei einem Hagelkorn nicht vor).

❯ Liegt einer dieser Risikofaktoren vor, so sollte in jedem Fall nach operativer Entfernung des Hagelkorns eine feingewebliche Untersuchung (Histologie) erfolgen, um eine bösartige Veränderung sicher auszuschließen.

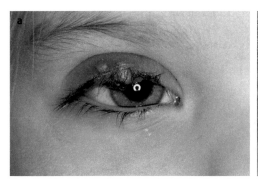
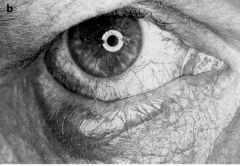

◘ **Abb. 2.3 a** Gerstenkorn (Hordeolum) mit entzündlich geschwollenem Oberlid; diese Entzündung ist druckschmerzhaft. **b** Hagelkorn (Chalazion). (Quelle: Grehn 2019)

Ursachen und Symptome einer Entzündung der Augenhöhle (Orbitaphlegmone)

Infektionen im Bereich des Kopfes können durch Bakterien, Viren, Pilze und Parasiten hervorgerufen werden. Sie kann von Augenlidern, Nasennebenhöhlen oder einem entzündeten Oberkiefer ausgehen. Die Folge ist eine Lidschwellung. Auch eine Ausbreitung in die Augenhöhle (Orbita) ist möglich. Man spricht dann von der Orbitaphlegmone. Typisches Symptom: Einschränkung der Augenbeweglichkeit (Motilität), da auch die Augenmuskeln an der Entzündung beteiligt sind (◘ Abb. 2.4).

Warum besteht Lebensgefahr bei einer Entzündung der Augenhöhle?

Bleibt solch eine Ausbreitung in die Augenhöhle unerkannt und unbehandelt, so kann sich die Entzündung über die Venen bis ins Gehirn ausbreiten. Solch eine Ausbreitung ist lebensbedrohlich. Fieber, Schüttelfrost in Kombination mit einer Lidschwellung sind Beschwerden, bei denen man nicht zögern darf. Die Betroffenen sollten sofort einen Arzt aufsuchen. Im Krankenhaus wird die Entzündung dann mit entzündungshemmenden Infusionen (Antibiotika) behandelt.

Lebensgefahr bei Ausbreitung der Entzündung in die Augenhöhle

Was genau ist eine Gesichtsrose?

Die Gesichtsrose (Herpes Zoster) zählt zu den schmerzhaftesten Entzündungen im Gesicht. Typisches Bild: Bläschenbildung

Die Gesichtsrose: Herpesviren sind die Auslöser

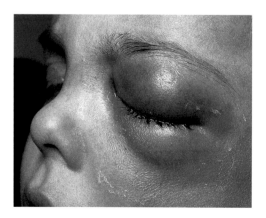

◘ **Abb. 2.4**   Orbitaphlegmone bei einem Kind. (Quelle: Grehn 2019)

2

in einer Gesichtshälfte in Verbindung mit Schwellung und starken Schmerzen. Herpesviren sind die Auslöser; bei Kindern verursachen sie Windpocken (Varizellen).

Durch eine Augenuntersuchung muss geklärt werden, ob Hornhaut oder Regenbogenhaut beteiligt sind. Während Kinder mit Windpocken meist nicht mit Tabletten behandelt werden müssen, erhalten Patienten mit Gürtelrose ein Medikament gegen Viren. In schweren Fällen kann sogar eine Infusionsbehandlung im Krankenhaus erforderlich werden.

Ist die Gesichtsrose ansteckend?

Ansteckungsgefahr bis zum Abfall des Schorfes

Sowohl Windpocken als auch Gürtelrose sind bis zum Abfall des Schorfes, der sich aus den Bläschen bildet, ansteckend. Kinder mit Windpocken sollten daher eine Woche lang zu Hause bleiben, um andere nicht anzustecken. Eine Impfung gegen Windpocken und Gürtelrose ist möglich.

Gegen den Juckreiz im Bereich der Bläschen gibt es Medikamente (z. B. Salben oder Tinkturen), mit denen man sie betupfen kann. Betroffenen Kindern sollte man die Fingernägel kurz schneiden, damit durch Aufkratzen der Bläschen keine Narben entstehen.

Woher kommen die Schmerzen bei der Gürtelrose?

Bei der Gürtelrose kommt es zur Nervenentzündung (Neuralgie). Die Folge sind starke Schmerzen im Ausbreitungsbereich, die ein halbes Jahr oder länger andauern können.

2.5 Regenbogenhautentzündung (Iritis)

Welche typischen Beschwerden macht die Iritis, und wie behandelt man sie?

Sehverschlechterung und erhöhte Blendempfindlichkeit müssen beim Augenarzt abgeklärt werden

Sehverschlechterung, Lichtscheu, tränende Augen und ein dumpfer Augenschmerz sind die typischen Beschwerden einer Iritis. Bei der Untersuchung am Augenmikroskop (Spaltlampe) sieht der Augenarzt die typischen Entzündungszellen und Eiweiß in der Vorderkammer, die diese Beschwerden auslösen. Es kann zu Ablagerungen an der Hornhautrückfläche, zur Verklebung der Regenbogenhaut mit der Linsenvorderfläche und zum Augendruckanstieg kommen. Die durch Entzündung vermehrt durchblutete Regenbogenhaut führt zur Engstellung der Pupille. Man spricht von der Reiz-Miosis und behandelt mit kortisonhaltigen Augentropfen, welche stündlich getropft werden sollten. Zur Vermeidung von Verklebungen (Synechien) stellt man die Pupille medikamentös weit. In schweren Fällen kann auch die Gabe von Kortison in Tablettenform erforderlich werden.

Was sind mögliche Ursachen für die Iritis?

Die Regenbogenhautentzündung (Iritis) tritt häufig als Folge einer immunologischen Grunderkrankung auf. Infektionen (Tuberkulose, Syphilis) können die Ursache für die Iritis sein.
    Weitere mögliche Ursachen sind:
- Morbus Bechterew (Erkrankung der Wirbelsäule),
- entzündliche Darmerkrankungen (Morbus Crohn, Colitis ulcerosa),
- Rheuma,
- Schuppenflechte (Psoriasis).

> Die Regenbogenhautentzündung ist häufig Folge einer immunologischen Grunderkrankung

2.6 Lederhautentzündung (Skleritis)

Wie erkennt man eine Entzündung der Lederhaut (Skleritis)?

Die Lederhaut (Sklera) ist die derbe, feste Hülle des Auges. Sie besteht überwiegend aus Kollagenfasern und bietet dem wichtigen Inneren des Auges Schutz. Da die Lederhaut keine Blutgefäße besitzt, wird sie von einem angrenzenden dünnen Gefäßgewebe (Episklera) ernährt.
    Entzündungen der Episklera treten häufig bei jungen Frauen auf und sprechen gut auf eine Behandlung mit kortisonhaltigen Augentropfen an.
    Die Entzündung der Lederhaut (Skleritis) führt zu einem ausstrahlenden, bohrenden Schmerz. Ursachen können hier neben Rheuma, Schuppenflechte oder Gicht auch entzündliche Darmerkrankungen (Morbus Crohn, Colitis ulcerosa) sein. Eine genaue Diagnostik beim Hausarzt ist wichtig. Behandelt wird mit Kortison.

> Die Entzündung der Lederhaut verursacht einen bohrenden Schmerz

2

2.7 Bindehautentzündung ohne Erreger: Allergien, trockene Augen, Autoimmunerkrankungen, Verblitzung, Verätzung, Fremdkörper

Allergien führen zu starkem Augenjucken. Wie kommt das zustande?

Heuschnupfen ist eine Antikörperreaktion unseres Immunsystems

Heuschnupfen ist eine Antikörperreaktion unseres Immunsystems auf Proteine (Eiweiße) aus Pollen oder Gräsern. Stoffe, die eine Allergie auslösen, nennt man Allergene. Sie aktivieren das Gewebshormon Histamin, die Schleimhäute von Auge und Nase werden verstärkt durchblutet und bilden Sekret. Die Folgen: Schwellung, Rötung, Brennen und Tränen der Augen, Schnupfen, Niesreiz und Kratzen im Hals. Kopfschmerzen, Schlafstörungen, Müdigkeit, Husten und Leistungsschwäche können hinzukommen. Betroffene sind richtig krank. Manche von ihnen haben ganzjährig Beschwerden (◘ Abb. 2.5).

Auch Hausstaub und Tierhaare können als Allergene wirken, dann treten die Beschwerden meist ganzjährig auf. Während die Tierhaarallergie durch Eiweißstoffe aus Tierhaaren (besonders Wolle) hervorgerufen wird, ist es bei der Hausstauballergie Milbenkot, der die allergische Reaktion auslöst. Milben leben in unserem Hausstaub. Ihre liebsten Aufenthaltsorte sind Matratzen, Federbetten, Polster und Teppiche.

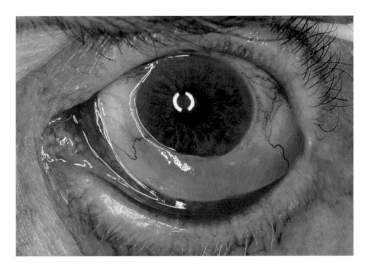

◘ **Abb. 2.5**   Allergische Bindehautschwellung. (Quelle: Grehn 2019)

Weitere Allergene sind Konservierungsstoffe aus Augentropfen und Abbauprodukte von Bakterien, sogenannte Bakterientoxine. Letztere entstehen zum Beispiel bei einer bakteriellen Bindehautentzündung. Auf eine bakterielle Entzündung kann sich noch eine Allergie aufpfropfen. Umso heftiger sind dann die Beschwerden. Man behandelt in diesen Fällen antibakteriell (antibiotische Augentropfen) und antiallergisch (kortisonhaltige Augentropfen). Besonders wichtig für diese Patienten ist zusätzlich eine regelmäßige Lidkantenreinigung zur Beseitigung der Toxine.

Was hilft gegen Augenjucken bei Allergie?

Generell gilt es, den Kontakt mit den Allergenen zu meiden. Als Medikamente stehen für allergische Bindehautentzündungen 3 Substanzgruppen zur Verfügung. Antihistaminika wirken gegen das Histamin. Die Cromoglicinsäure reduziert die Freisetzung von Histamin aus den Becherzellen, Kortison wirkt antiallergisch und entzündungshemmend. Während man die Antihistaminika nur im Bedarfsfall tropfen kann, muss die Cromoglicinsäure wegen ihres verzögerten Wirkungseintritts regelmäßig und frühzeitig getropft werden, um im Bedarfsfall wirken zu können.

Bei extrem starken Beschwerden können Antihistaminika oder Kortison in Tablettenform erforderlich werden. Diese Substanzgruppen haben aber Nebenwirkungen. Antihistaminika können zusätzlich müde machen, und Kortison kann den Augendruck erhöhen und sogar zu einem grünen Star führen.

Eine frühzeitige Immuntherapie (Hyposensibilisierung) kann deutliche Linderung bringen. Allergologen bieten diese nach einer genauen Diagnostik an. Auch Akupunktur kann helfen.

> Eine frühzeitige Hyposensibilisierung beim Allergologen ist hilfreich

---

Tipps für den Alltag bei Heuschnupfen

- Kleidung täglich wechseln
- Haare waschen (Haare sind Pollenträger)
- Lidränder reinigen (Wimpern sind Pollenträger)
- Augenspülung mit kaltem Wasser oder künstlichen Tränen
- Kühlung der Augen
- Sonnenbrille
- Honig essen (natürliche Hyposensibilisierung)

2

Gelkissen aus dem
Kühlschrank sind zur
Augenkühlung ideal

Was hilft, wenn die Lider durch die Allergie geschwollen sind?

Auch allergische Reaktionen sind mögliche Ursachen für eine Lidschwellung. Sie ist gelegentlich so ausgeprägt, dass beide Augen völlig zugeschwollen sind; auch Lippen, Gesicht, Zunge oder Genitalien können anschwellen. Ärzte sprechen hier vom Quincke-Ödem.

Allergieauslösende Substanzen können aber nicht nur zur Lidschwellung, sondern auch zur Beteiligung der Atemwege mit Atemnot (Asthmaanfall) führen. Das Mittel der Wahl ist Kortison. Zusätzlich sollte man die Haut kühlen. Die Schwellung bildet sich dann meist rasch wieder zurück.

Patienten, die extrem heftig allergisch reagieren, können einen allergischen Schock bekommen. Zur Sicherheit sollten sie Notfallmedikamente (Kortison und Adrenalin) griffbereit bei sich tragen.

Wie entstehen trockene Augen (Sicca-Syndrom)?

Die Lipidschicht stabilisiert
den Tränenfilm

Gutes Sehen fängt mit dem Tränenfilm an. Er wird oberflächlich durch ein öliges Sekret (Lipidschicht) stabilisiert, welches vor zu schneller Verdunstung schützt. Zuständig für die Produktion dieses Tränenfilmanteils sind die Meibom-Talgdrüsen. Sie liegen mit ihren Ausführungsgängen über die Lidkante verteilt. Die mittlere Schicht des Tränenfilms ist eine Art Salzlösung. Sie stellt den mengenmäßig größten Anteil und wird von der eigentlichen Tränendrüse gebildet. Bei Reizung (Kälte, Zwiebelschneiden) wird sie erheblich gesteigert: Man weint. Den Abschluss zur Hornhautoberfläche bildet eine eiweißreiche Schicht (Muzinschicht), die von vielen kleinen Zellen der Bindehaut (Becherzellen) gebildet wird.

Hauttyp, Hormonmangel, trockene Raumluft, Medikamente sind mögliche Ursachen
Eine Vielzahl von Störfaktoren kann diese Schutzfunktion des Tränenfilms beeinträchtigen. Nach schweren Bindehauterkrankungen fehlt zum Beispiel die sonst von der Bindehaut gebildete eiweißreiche Schicht. Aber auch operative Maßnahmen können die Tränenproduktion eine Zeitlang beeinträchtigen.

Hauttyp, Hormonmangel (Östrogen, Testosteron), rheumatische Erkrankungen, Schilddrüsenerkrankungen, Umweltfaktoren (trockene Raumluft), Medikamente (Chemotherapie) und Konservierungsstoffe aus Augentropfen beeinflussen den Tränenfilm. Testosteron wirkt auf die Meibom-Drüsen. Bei einem Mangel können chronische Lidrandentzündung und trockene Augen entstehen.

Welche Beschwerden verursachen trockene Augen?

Aufgrund der erhöhten Reibung wirft die Bindehaut Falten, es kommt zur Rötung, und die Betroffenen klagen über ein Fremdkörpergefühl. In schweren Fällen kommt es sogar zur Schädigung der Hornhaut.

Fremdkörpergefühl und rote Augen sind typische Symptome

Wie behandelt man das trockene Auge?

Augentropfen: Zur Behandlung werden Tränenersatzmittel eingesetzt (Informatives: Künstliche Tränen – Tränenersatzmittel). Sie gibt es in Tropfen und Gelform. Da die Tropfen häufiger angewendet werden müssen, sollten sie möglichst keine Konservierungsstoffe enthalten.

Ernährung: Für die ölige Phase der Tränenflüssigkeit spielt auch die Ernährung eine wichtige Rolle. Seefisch ist der natürliche Lieferant für die hier benötigten Fettsäuren. Wer keinen Fisch mag, kann alternativ Fischölkapseln oder rein pflanzliche Kapseln mit Fettsäuren schlucken. Auch die Verwendung von Leinöl bei der Zubereitung von Salaten hat sich bewährt. Leinöl ist nur leider nicht besonders haltbar und muss vor Licht geschützt werden, da es sonst schnell bitter schmeckt.

Fisch und Leinöl liefern wichtige Fettsäuren und sollten auf dem Speiseplan nicht fehlen

❯ Vorsicht: Augentropfen, die als „Weißmacher" im Handel sind, sollte man nicht verwenden, da sie die Augen austrocknen

---

Informatives: Künstliche Tränen – Tränenersatzmittel
Viele Patienten mit trockenen Augen (Sicca-Syndrom) stellen die Frage, welche Augentropfen aus dem großen Angebot man am besten verwenden soll. Kurz lässt sich das so sagen:
— Man sollte die Augentropfen gut vertragen.
— Man sollte die Augentropfen als angenehm empfinden.
— Die Augentropfen sollten nach Möglichkeit keine Konservierungsstoffe enthalten.

Um herauszufinden, welche Augentropfen die richtigen sind, muss man sie testen. Verträglichkeit und Wirksamkeit sind

2

von Mensch zu Mensch verschieden und lassen sich nicht vorhersagen.

Welche Substanzen dienen als Tränenersatzmittel?
Die Substanzen Hyaluronsäure, Povidon und Hypromellose werden als Wirkstoffe eingesetzt. Tränenersatzmittel gibt es als Augentropfen oder Gel. Einzeldosis-Ophtiolen (EDO) und Tropfflaschen mit Ventilmechanismus enthalten unkonservierte Augentropfen. Gel darf Konservierungsstoffe enthalten, da es nicht so oft angewendet werden muss wie Augentropfen. Letztere kann man – je nach Bedarf – sogar stündlich anwenden.

Warum hilft Lidkantenpflege bei trockenen Augen (Sicca-Syndrom)?

Eine regelmäßige Lidrandhygiene verhindert Entzündungen

In den Meibom-Talgdrüsen können sich Bakterien leicht vermehren, da sie durch das fettige Drüsensekret gut genährt werden. Auch Hormone (etwa Testosteron) beeinflussen die Meibom-Drüsen des Lidrandes. Tückischerweise bilden diese Bakterien eine zähe Paste, die als Schutzschicht für das Auge untauglich ist. Das hat zur Folge, dass sich der Salzwasseranteil erhöht. Aufgrund der niedrigeren Oberflächenspannung läuft die Tränenflüssigkeit über die Lidkante, das Auge tränt, und die Lidränder entzünden sich.

Um diesen Teufelskreis zu durchbrechen, muss die Zahl der Bakterien verringert werden, was durch den Einsatz von Antibiotika möglich ist. Gleichzeitig sollten die Lidränder mehrmals täglich ausmassiert werden. Diese Lidrandhygiene ist zeitraubend, mühsam und führt meist erst nach Wochen zum Erfolg. Unterlässt man sie aber, so kann die Entzündung weiter fortschreiten. Narbige Veränderungen mit Fehlstellungen der Wimpern können die Folge sein. In schweren Fällen wird die Lidkantenentzündung mit Antibiotika in Tablettenform (Tetrazykline) behandelt.

Tipp

Lidkantenpflege: Zum aktiven Massieren der Lidkante wird diese mit einem Wattestäbchen gegen das Auge gepresst oder ausgerollt. Das Stäbchen kann man in heißes Wasser tauchen: Wärme verflüssigt das Sekret. Auch warme Kompressen oder kurzes, sehr festes Zusammenkneifen der Augenlider sind hilfreich.

Das Flügelfell (Pterygium) – Ursache: UV-Strahlen und trockenes Klima

Auch UV-Strahlen (Verblitzung), radioaktive Strahlen (Bestrahlung) und ätzende chemische Substanzen können zur Augenentzündung führen.

Die Bindehaut hat im Auge die Aufgabe, eine reibungslose Bewegung zu ermöglichen. Zu den gutartigen Veränderungen an der Bindehaut gehört das Flügelfell. Es entsteht durch Vorwachsen der Bindehaut auf die Hornhaut. Sonnenlicht, trockenes Klima und Staubeinwirkung begünstigen die Entstehung. Man findet das Flügelfell daher besonders häufig in Südeuropa. Es lässt sich leicht operativ entfernen und ist harmlos (◻ Abb. 2.6).

Vermehrte Pigmentierungen der Bindehaut können ebenfalls durch Sonneneinstrahlung entstehen. Sind diese Pigmentierungen klar abgegrenzt, so spricht man vom Nävus, vergleichbar mit einem Muttermal an der Haut. Bei der Melanosis handelt es sich um eine flächigere Braunfärbung der Bindehaut durch Verdichtung von Pigmentzellen (Melanozyten). Hormonelle Einflüsse (Schwangerschaft, Hormontabletten), UV-Strahlen und Chemikalien (Arsen) können Auslöser sein.

Kleine Bindehautwärzchen (Papillome) und Gefäßneubildungen (Angiome) kommen ebenfalls an der Bindehaut vor. Sie sind harmlos und bilden sich meist von allein wieder zurück. Wenn sie stören, kann man sie mit Kälte oder Laser entfernen.

> Sonnenlicht, trockenes Klima und Staub spielen bei der Entstehung des „Flügelfells" eine Rolle

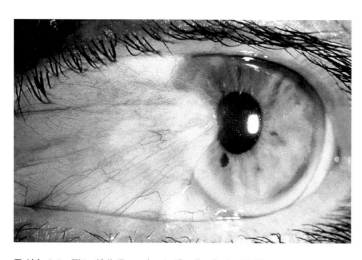

◻ **Abb. 2.6** Flügelfell (Pterygium). (Quelle: Grehn 2019)

2

Bösartige Bindehauttumoren sind Melanom, Karzinom, Lymphom und Sarkom. Bei Verdacht auf einen Tumor muss frühzeitig eine Gewebeprobe (Biopsie) entnommen und feingeweblich untersucht werden. Hier gilt: Je früher man einen Tumor erkennt und behandelt, desto besser. Behandelt wird mit operativer Entfernung (3 mm Sicherheitsabstand), Kälte (Kryotherapie), Bestrahlung und Chemotherapie, je nach Gewebebefund (Histologie).

> **Tipp**
>
> Vorbeugung: Das Tragen einer Schutzbrille bewahrt die Augen vor den meisten Verletzungen.

Was geschieht bei der Verätzung am Auge?

Schwerste Augenverletzungen entstehen durch ätzende Chemikalien, Laugen oder Säuren. Besonders Laugen (Kalk, Ammoniak) fressen sich schnell in die Tiefe des Gewebes – Zerstörung ist die Folge.

Sofort kommt es zur Schwellung von Bindehaut und Hornhaut. Später treten Trübungen und Entzündungen auf. Mögliche Spätfolgen: Narben, Lidfehlstellungen, grüner Star (Glaukom). Eine Hornhautverpflanzung (Transplantation) oder wiederherstellende (plastische) Lidoperationen können erforderlich werden.

Was hilft bei Augenverätzung?

Sofort spülen! Bei einer Augenverätzung zählt jede Sekunde

Bei Augenverätzungen muss rasch reagiert werden. Die betroffenen Augen müssen möglichst schnell mit Wasser oder anderen neutralen Flüssigkeiten gespült werden, damit die ätzende Wirkung der Chemikalie am Auge unterbrochen wird. Spezielle Spüllösungen sind nicht erforderlich. Es gilt: Je kürzer die Einwirkzeit, desto geringer sind die Schäden am Auge.

Wie behandelt man die Augenverätzung?

> Wie wird eine Verätzung am Auge behandelt?
> ▬ Schmerzlinderung durch örtliche Betäubung mit Augentropfen

- Schmerzmittel, ggf. Beruhigungsmittel
- Augenspülung
- Augenuntersuchung
- Bei Bedarf: drucksenkende Augentropfen
- Vitamin C (Ascorbinsäure) als Augentropfen oder Tabletten
- Entzündungshemmende Augentropfen (Kortison, Antibiotika)

Welche Spätschäden können auftreten?

Das sogenannte Randschlingennetz der Hornhaut besteht aus Blutgefäßen, die die Hornhaut vom Rand her ernähren. Da die Hornhaut selbst keine Blutgefäße besitzt, ist ein intaktes Randschlingennetz besonders wichtig und für die Prognose entscheidend. Defekte führen zu bleibenden Schäden. Sie können so gravierend sein, dass eine Hornhautverpflanzung erforderlich wird. Diese kann jedoch frühestens nach 1–2 Jahren erfolgen, wenn das Auge reizfrei ist. Die Erfolgsaussichten sind aber meist begrenzt.

Welche Folgen hat eine Augenverblitzung?

Starkes UV-Licht (Schweißarbeiten, Solarium) führt am Auge zu einer Entzündung von Hornhaut und Bindehaut. Vergleichbar mit einem Sonnenbrand an der Haut kommt es, mit zeitlicher Verzögerung, zu Schäden an der Augenoberfläche. Einige Stunden nach der Einwirkung der schädlichen Strahlung treten starke Schmerzen auf. Die Augen sind lichtscheu und tränen. Bei der Untersuchung zeigen sich Schäden in der oberflächlichen Hornhautschicht, dem Epithel. Die Bindehaut ist gerötet und geschwollen. Glücklicherweise klingen die Beschwerden ungefähr nach einem Tag meist folgenlos wieder ab, da sich das Hornhautepithel schnell wieder erholt.

Starkes UV-Licht (Verblitzung) führt zur schmerzhaften Augenentzündung

Welche Maßnahmen bringen Linderung bei der Augenverblitzung?

- Kühlung
- Ruhigstellung durch Augensalbenverband (Vitamin-A-Augensalbe)
- Schmerzmittel (beispielsweise Paracetamol)

Linderung durch Kühlung, Augensalbe und Schmerzmittel

2

Wie kommen Hornhautfremdkörper ins Auge?

Hornhautfremdkörper
– wenn die Schutzbrille
vergessen wird

Meist ist unser Lidschlussreflex schnell genug, um Fremdkörper erfolgreich abzuwehren. Werden winzige, bei Schleifarbeiten anfallende Schlackestückchen beschleunigt, so sind diese Geschosse schneller als unser Lidschlussreflex. Die Folge: Hornhautfremdkörper. Beim Motorradfahren mit hochgeklapptem Visier und beim Fahrradfahren können so ebenfalls kleinste Pflanzenteilchen ins Auge geraten. Unter dem Oberlid (subtarsal) sind sie besonders unangenehm.

Wie hilft der Augenarzt bei einem Hornhautfremdkörper?

Hornhautfremdkörper werden entfernt. Das längere Einwirken metallischer Fremdkörper kann zur Bildung eines Rosthofes führen, der ausgefräst werden muss. Anschließend wird mit einer entzündungshemmenden Augensalbe und einem Augenverband behandelt. Je nach Tiefe der Verletzung können Fremdkörper auch Hornhautnarben und somit eine herabgesetzte Sehschärfe verursachen (Abb. 2.7).

2.8 Glaukomanfall

Was ist ein Glaukomanfall?

Beim Glaukomanfall droht
die Erblindung

Beim Glaukomanfall kommt es durch den Verschluss des Kammerwasserabflusses zu einem massiven Augendruckanstieg auf Extremwerte um 60 mmHg (normal: 10–21 mmHg). Diese hohen Augendruckwerte führen zu einer ausgeprägten Hornhautschwellung, der Durchblick geht verloren, man sieht plötzlich schlechter. Das betroffene Auge ist stark gerötet und schmerzt intensiv. Übelkeit, Erbrechen und Kopfschmerzen sind weitere Symptome.

Glaukomanfall – warum muss man sofort in die Augenklinik?

Schon beim Verdacht
auf einen Glaukomanfall
muss man sofort in die
Augenklinik

Wird der Augendruck nicht schnell gesenkt, führen massive Schäden am Sehnerv zur Erblindung. Durch den hohen Augendruck besteht zusätzlich die Gefahr, dass sich Netzhautgefäße verschließen.

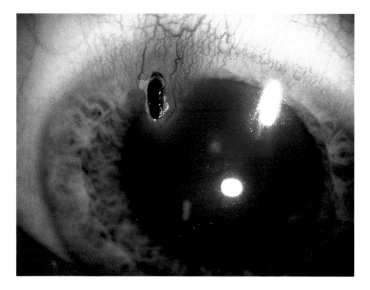

Abb. 2.7 Hornhautfremdkörper. (Quelle: Grehn 2019)

Schon beim Verdacht auf einen Winkelblock sollte man so schnell wie möglich die nächste Augenklinik aufsuchen. Dies ist keine Erkrankung, deren Behandlung bis zum nächsten Tag Zeit hat. Behandlungsziel ist die schnelle Augendrucksenkung. Drucksenkende Augentropfen, Tabletten und Infusionen kommen dabei zum Einsatz.

Grauer Star (Katarakt) – wenn die Linse trüb wird

Inhaltsverzeichnis

© Der/die Autor(en), exklusiv lizenziert an Springer-Verlag GmbH, DE, ein Teil von Springer Nature
2023
B. Hartmann und W. Goertz, *Rote Augen, Grauer Star, Kranke Makula*,
https://doi.org/10.1007/978-3-662-67683-7_3

3

3.1 Grauer Star – Ursachen und Folgen (◘ Abb. 3.1)

Was ist ein grauer Star genau?

Der graue Star ist eine Trübung der Augenlinse

Der graue Star ist eine Trübung der Augenlinse. Das Sehen wird langsam und schleichend schlechter.

Je nach Lage der Trübung innerhalb der Linse beschreibt der Augenarzt eine Kern-, Rinden- oder hintere Schalentrübung. Auch punktförmige oder sogar glitzernde Veränderungen (Christbaumschmuck-Katarakt) kommen vor. Bei der Schichtkatarakt ist nur eine einzelne Schicht innerhalb der Augenlinse trüb. Von einer Cataracta coronaria spricht man, wenn sich kranzförmige Trübungen gebildet haben (◘ Abb. 3.2).

Welche Ursachen für einen grauen Star gibt es?

Rauchen und übermäßiger Alkoholkonsum fördern die Bildung einer Linsentrübung

Ursachen der Augenerkrankung grauer Star
- Alterungsprozess der Augenlinse (häufigste Form)
- Stoffwechselstörung (z. B. Zuckerkrankheit)
- Augenerkrankungen (Entzündungen)
- Augenverletzung (Unfall, Bestrahlung, Operation)
- Medikamente (Kortison)
- Entzündungen im Mutterleib (z. B. Röteln, Mumps)
- Vererbung (genetisch bedingte Linsentrübung)

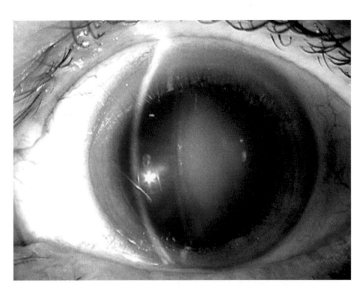

◘ **Abb. 3.1**   Legende: Kerntrübung (Katarakt). (Quelle: Shajari et al. 2023)

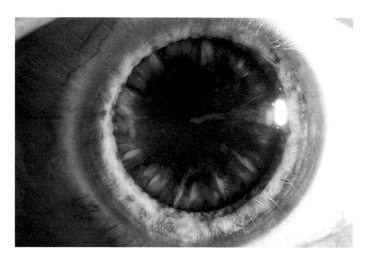

◨ **Abb. 3.2** Kranzförmige Linsentrübungen (Cataracta coronaria). (Quelle: Grehn 2019)

Die Linsentrübung kann angeboren oder erworben sein. Am häufigsten entsteht sie durch den Alterungsprozess der Linse. Zur vorzeitigen Linsentrübung kann es nach Entzündungen, Unfällen, Stoffwechselstörungen und als Nebenwirkung von Medikamenten (Kortison) kommen. Auch Rauchen und übermäßiger Alkoholkonsum fördern die Bildung einer Linsentrübung.

Patienten mit hoher Kurzsichtigkeit (Myopie) entwickeln eine Katarakt früher als bei Patienten ohne diese Fehlsichtigkeit.

Angeborene Linsentrübungen können Folge von Infektionen während der Schwangerschaft oder genetisch bedingt sein. So kommt es beispielsweise beim Marfan-Syndrom zu schwachem Bindegewebe. Typisch für diese Erkrankung sind überstreckbare Gelenke, kraftlose Muskeln, Herzklappenfehler, Gefäßaussackungen (Aneurysmen) und ein lockerer Halteapparat der Augenlinse. Mögliche Folgen für die Augen: Schlottern der Augenlinse bei Kopfbewegung, grauer Star (Katarakt), Kurzsichtigkeit, grüner Star (Glaukom), Netzhautablösung.

Welche Symptome macht ein grauer Star (Katarakt)?

Anfangs ändern sich durch die Trübungen meist nur die Brillenwerte, die Augen werden kurzsichtiger.

Betroffene mit grauem Star fühlen sich schnell geblendet und sehen schlechter. Farben werden blasser, und dieser

Bei ausgeprägten Linsentrübungen hilft eine neue Brille nicht mehr. Eine Operation ist erforderlich

3

„Grauschleier" reduziert auch das Kontrastsehen. Manchmal verursachen Linsentrübungen sogar Doppelbilder, die auffallen, wenn der Patient das andere Auge zuhält; man spricht von monokularer Diplopie.

Bei ausgeprägten Linsentrübungen hilft dann aber auch eine neue Brille nicht mehr. Die trübe Augenlinse muss durch eine Kunstlinse ersetzt werden – eine Operation ist erforderlich

3.2 Klassische Staroperation

Wann ist der graue Star „reif" und muss operiert werden?

„Faustregel": Der graue Star kann operiert werden, wenn die Sehschärfe unter 50 % vom Normalwert gesunken ist

Die Kataraktoperation ist heute ein Routineeingriff, vor dem niemand Angst haben muss. Bei jeder Operation muss man Risiko und Nutzen gegeneinander abwägen. Als „Faustregel" gilt: Der graue Star ist „reif" und kann operiert werden, wenn die Sehschärfe unter 50 % vom Normalwert gesunken ist. Im Einzelfall (Berufstätige, Autofahrer, Diabetiker) kann aber auch eine vorgezogene Operation sinnvoll sein. Zur Beurteilung der Netzhaut ist der gute Einblick ins Auge besonders bei Diabetikern wichtig.

In der Regel führt man die Operation zuerst am schlechteren Auge durch. Hat auch das zweite Auge einen grauen Star, so wird dieses meist drei bis vier Wochen nach dem ersten Auge operiert. Eine gleichzeitige Operation beider Augen wird nach Möglichkeit vermieden (◘ Abb. 3.3).

Was wird bei der Operation genau gemacht?

Bei der Operation wird die trübe Augenlinse entfernt und eine klare Kunstlinse eingesetzt

Die Staroperation wird meist ambulant und in örtlicher Betäubung durchgeführt.

Bei maximal erweiterter Pupille wird das Auge zunächst oben mit einem kleinen Tunnelschnitt eröffnet. Zuerst wird dann die vordere Linsenkapsel vorsichtig entfernt. Anschließend wird die trübe Linse mit Ultraschall verflüssigt und abgesaugt (Phakoemulsifikation). Rindenreste werden mobilisiert und ebenfalls abgesaugt. Der Kapselsack ist nun leer und bereit für die Kunstlinse. Die Kunstlinse wird in gefaltetem Zustand ins Auge geschoben. Dort entfaltet sie sich und spannt den Kapselsack aus. Sie übernimmt die Funktion der entfernten Linse. Diese im Auge liegenden Linsen (Intraokularlinsen) halten ein Leben lang und müssen nicht ausgetauscht werden. Durch modernste Schnitttechnik und Faltlinsen entfällt meist eine Naht (◘ Abb. 3.4).

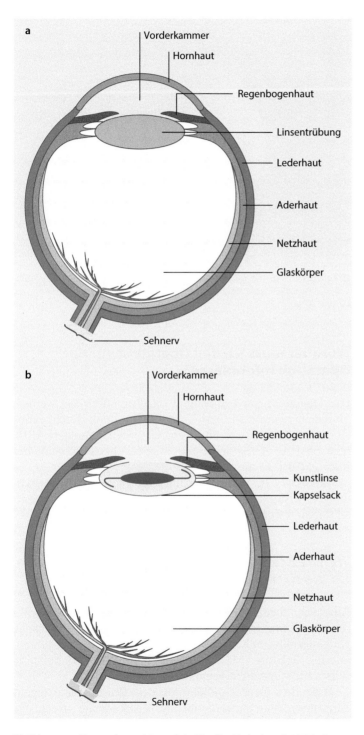

Abb. 3.3 a Kerntrübung (Katarakt). (Quelle: Shajari et al. 2023) Grauer Star (Katarakt): Die Augenlinse ist getrübt. **b** Die Kunstlinse wird über einen kleinen Schnitt in den Kapselsack eingesetzt, vorher wird die trübe Linse entfernt. (Quelle: Hartmann und Goertz 2013)

3

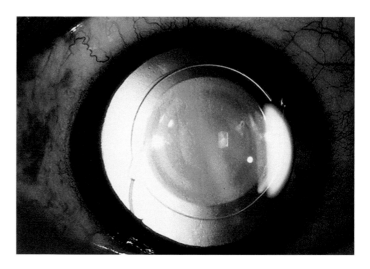

◨ **Abb. 3.4**   Kunstlinse. Die trübe Augenlinse wurde entfernt. In ihre Hülle, den Kapselsack, wurde eine Kunstlinse eingesetzt. (Quelle: Hartmann und Goertz 2019)

Worüber muss ich den Operateur vor der Operation informieren?

Wurden bereits operative Eingriffe an der Hornhaut durchgeführt, so muss der Operateur dies bei der Berechnung der Intraokularlinse berücksichtigen

Der Operateur muss unbedingt darüber informiert werden, ob bereits operative Eingriffe an der Hornhaut durchgeführt wurden, beispielsweise eine Augenlaserbehandlung (LASIK oder SMILE). Diese Information ist für die Berechnung der Intraokularlinse entscheidend.

Besonders Informationen über die regelmäßige Verwendung von Augentropfen sind wichtig. Auch Tränenersatzmittel (Sicca-Augentropfen) sollten nicht unerwähnt bleiben.

Welche Krankheiten oder Medikamente spielen für die Kataraktoperation eine Rolle?

Allergien, rheumatische Erkrankungen, die chronisch-obstruktive Lungenerkrankung (COPD), Asthma bronchiale, Neurodermitis, Schuppenflechte, Zustand nach Schlaganfall, multiple Sklerose (MS), Parkinson-Krankheit und Epilepsie sollten dem Operateur genannt werden.

Besonders die Behandlung mit dem Prostatamedikament Tamsulosin und blutverdünnende Medikamente spielen für die Kataraktoperation eine Rolle.

Tamsulosin kann dazu führen, dass die Pupille während der Staroperation plötzlich wieder eng wird; man spricht vom

„Floppy-Iris-Syndrom". Für den Operateur stellt dies während der Operation ein Problem dar. Wurde er vorher über das Risiko informiert, so kann er die Gefahr bannen.

Wann gibt es nach der Staroperation eine neue Brille?

In den ersten 4–6 Wochen nach einer Staroperation ändern sich die Brillenwerte fast täglich, durch die Wundheilung. Diese Phase der Wundheilung kann man mit einer kostengünstigen Fertigbrille zum Lesen überbrücken.

Frühestens 4–6 Wochen nach der Operation wird daher erst eine neue Brille verordnet, wenn diese dann überhaupt noch erforderlich ist – meist reicht eine Lesebrille. Sogar diese kann man heute vermeiden, indem man Speziallinsen einsetzt.

Informatives: Was sollte man 4 Wochen nach der Staroperation beachten?
- Körperliche Anstrengung vermeiden
- Kein Sport
- Kopf nicht längere Zeit nach unten halten
- Nicht am operierten Auge reiben
- Regelmäßig die verordneten Augentropfen anwenden
- In der ersten Woche nach der Operation nicht lesen
- Zwei Wochen nach der Operation die Schutzklappe nachts auf das Auge kleben
- Keine Dauerwellen oder Haarfärbemittel anwenden
- Seife oder Haarshampoo sollten nicht ins Auge kommen
- Keine Besuche in Schwimmbad oder Sauna

3.3 Staroperation mit dem Laser

Neuerdings kommt auch der Laser bei Staroperationen zum Einsatz. Dabei werden einige Operationsschritte mit dem Laser ausgeführt. Bei extrem harten Linsenkernen ist dieses Verfahren der bewährten Operationstechnik überlegen; die Operation wird für den Operateur einfacher. Patienten bemerken meist keinen Unterschied zwischen der bisher üblichen Staroperation und der Lasermethode. Der Laser zeigt uns, was die Technik kann. Für den Erfolg einer Operation ist ein erfahrener Operateur entscheidend.

Für den Erfolg einer Operation ist ein erfahrener Operateur entscheidend

3.4 Narkose oder örtliche Betäubung – welche Möglichkeiten gibt es?

Ist die Staroperation schmerzhaft?

3

Die Kombination aus kurzer Narkose und örtlicher Betäubung macht die Operation fast völlig schmerzfrei

Zunächst wird die Pupille am zu operierenden Auge mit Augentropfen so weit wie möglich gestellt. Anschließend bekommt man eine örtliche Betäubung in Form einer Spritze, die neben das Auge gesetzt wird. Der Augapfel kann so nicht mehr bewegt werden, und der Patient verspürt keine Schmerzen. Besonders elegant ist die Kombination aus kurzer Narkose und örtlicher Betäubung, so bleibt die Spritze unbemerkt und völlig schmerzfrei.

Natürlich kann man die Staroperation in bestimmten Fällen auch komplett in Narkose durchführen.

Eine Betäubung nur mit Augentropfen ist ebenfalls möglich. In diesen Fällen kann der Patient seine Augen während der Operation allerdings bewegen. Für den Operateur stellt dies einen erhöhten Schwierigkeitsgrad dar.

3.5 Diagnostik vor der Operation – welche Messungen sind wichtig?

Welche Messwerte sind für die genaue Berechnung der Intraokularlinse wichtig?

Länge des Augapfels, Hornhautradien und Brechkraft des Auges sind für die Berechnung der Intraokularlinse wichtig

Die Länge des Augapfels (Bulbuslänge), der Krümmungsgrad der Hornhaut (Hornhautradien), die Brechkraft des Auges und die Position der Intraokularlinse sind für die genaue Berechnung der Intraokularlinse wichtig. Meist wird die Kunstlinse in den Kapselsack der Hinterkammer eingesetzt (Hinterkammerlinse).

Gelegentlich wird es aber auch erforderlich, die Kunstlinse in die Vorderkammer (Vorderkammerlinse) zu setzen oder diese an der Regenbogenhaut (Iris) oder der Lederhaut (Sklera) zu befestigen; man spricht von irisfixierten oder sklerafixierten Linsen. Bei der Berechnung der Linsenstärke muss man die geplante Position der Intraokularlinse natürlich berücksichtigen.

Für die Berechnung der Linsenstärke gibt es verschiedene Formeln. Zukünftig wird sogenannte „künstliche Intelligenz" uns sicher auch bei diesen Berechnungen unterstützen.

Welche zusätzlichen Messungen machen die Augenoperation sicherer?

Die Spaltlampe besteht aus einer Lichtquelle und einem Stereomikroskop. Tränenfilm, Hornhaut, Vorderkammer, Regenbogenhaut und Augenlinse kann der Augenarzt so genau untersuchen.

Die Spaltlampenuntersuchung gehört zu jeder Augenuntersuchung dazu. Zusätzlich gibt es heute Messgeräte, die mithilfe einer computergestützten Kamera zusätzliche Informationen liefern.

Die Anzahl und der Zustand der Endothelzellen (Endothelzellanalyse) können so bestimmt werden. Diese Messung ist besonders vor Kataraktoperation und Laserbehandlung der Hornhaut wichtig. Mithilfe dieser Messdaten kann der Operateur die passende Intraokularlinse wählen und entscheiden, welche Laserbehandlung die richtige ist.

Mit der OCT (Optische Kohärenztomographie) kann man auch den gesamten vorderen Augenabschnitt genau darstellen, von der Hornhautvorder- bis zur Linsenrückfläche. Diese Messung liefert vor jeder Augenoperation wichtige zusätzliche Informationen.

Endothelzellanalyse und optische Kohärenztomographie (OCT) vom vorderen Augenabschnitt sind hilfreich

3.6 Kunstlinsen – welche Intraokularlinse ist die richtige? (◼ Abb. 3.5)

Welche Linsen werden als Ersatz für die entfernte Augenlinse eingesetzt?

Aus Polymethylmethacrylat (PMMA) wurden die ersten Kunstlinsen gefertigt. Heute verwendet man meist Faltlinsen aus Acryl. Sie haben den Vorteil, dass man sie durch einen sehr kleinen Schnitt ins Auge schieben kann, da sie sich erst im Auge entfalten.

Alle heute gängigen Kunstlinsen bieten einen besonderen Schutz gegen schädliche UV-Strahlen.

Blaufilterlinsen und Mehrstärkenlinsen sind Speziallinsen. Blaufilterlinsen ahmen durch ihre gelbe Tönung die ursprüngliche Augenlinse nach und bewirken, dass Farben natürlich wahrgenommen werden. Vorteile: Die Farbenwahrnehmung wird nur wenig verändert. Das Kontrastsehen wird besser, und die Blendempfindlichkeit wird reduziert.

Heute verwendet man meist Faltlinsen aus Acryl

Blaufilterlinsen haben eine leicht gelbliche Tönung, wie die natürliche Linse

3

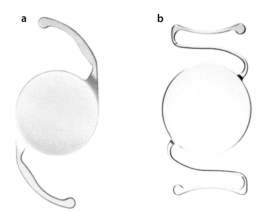

■ **Abb. 3.5**   **a** Kunstlinse mit gelber Tönung (Blaufilterlinse). **b** Kunstlinse ohne Blaufilter. (Quelle: Grehn 2019)

Mehrstärkenlinsen bieten die Möglichkeit, nach der Staroperation völlig ohne Brille auszukommen.

In jüngerer Zeit verwendet man häufiger auch Mehrstärkenlinsen: Diese haben ähnlich wie eine Trifokal- oder Gleitsichtbrille verschiedene optische Zonen und ermöglichen so scharfes Sehen in allen Entfernungen. Eine Lesebrille wird überflüssig. Diese Linsen haben aber leider auch Nachteile: Das Kontrastsehen wird schlechter, und manchmal entstehen störende Ringe um Lichtquelle, sogenannte Halos.

Vor der Operation sollte man genau klären, was der Patient will. Die Kunstlinse wird individuell berechnet. Bei gering kurzsichtigen oder weitsichtigen Patienten wählt man die Kunstlinse meist so, dass die Ferne ohne Brille scharf wird. Nur für die Nähe muss dann noch eine Lesebrille getragen werden. Kurzsichtige Patienten sind gutes Sehen in der Nähe gewohnt, setzen zum Lesen ihre Fernbrille meist ab. Hier berechnet man die Kunstlinse genau so, dass die Kurzsichtigkeit erhalten bleibt. Die Betroffenen können dann – wie gewohnt – zum Lesen die Brille absetzen.

Was genau ist eine Add-on-Intraokularlinse?

Die Add-on-Linse kann zusätzlich zu einer schon vorhandenen Intraokularlinse eingesetzt werden

Manchmal wünschen sich Patienten im Nachhinein eine refraktive Korrektur, wenn bei ihnen bereits eine Staroperation durchgeführt wurde. Sie möchten keine Brille mehr tragen.

Für diese Fälle wurde die Add-on-Linse entwickelt. Sie kann zusätzlich auf eine schon vorhandene Intraokularlinse gesetzt werden. Dabei handelt es sich um einen kleinen Eingriff.

Die Alternative dazu ist der Linsentausch. Das Operationsrisiko bei der Implantation einer Add-on-Linse ist jedoch im Vergleich zu einem Linsentausch erheblich geringer. Nach einer Staroperation verklebt die Intraokularlinse mit dem Kapselapparat des Auges. Bei einem Tausch der Intraokularlinse besteht die Gefahr, dass dieser Kapselapparat zerstört wird. Die neue Intraokularlinse müsste dann an Regenbogenhaut oder Lederhaut fixiert werden. Auch das Risiko für andere mögliche Komplikationen erhöht sich, beispielsweise für eine Netzhautablösung.

3.7 Mögliche Komplikationen

Welche Komplikationen können bei der Staroperation auftreten?

Bei jeder Operation sind Blutung und Entzündung mögliche Komplikationen. Zusätzlich kann es nach der Operation des grauen Stars zu einem Augendruckanstieg oder zur Hornhautschwellung (Ödem) kommen. In 99,9 % dieser Fälle sind diese kleinen Komplikationen jedoch schnell vergessen.

In 99,9 % der Fälle sind kleine Komplikationen schnell vergessen

Selten kann es auch zur Schwellung der Makula kommen; Augenärzte sprechen vom Makulaödem. Solch eine Schwellung tritt dann ungefähr 4 Wochen nach einer Staroperation auf. Mithilfe von entzündungshemmenden Augentropfen bildet sich dieses jedoch meist nach einigen Wochen wieder zurück. Betroffene Patienten brauchen dann Geduld.

Sehr selten Patienten kommt es zu einer schweren Entzündung im Auge. Sie muss meist mit einer zusätzlichen Operation, der Glaskörperentfernung, behandelt werden. Auch entzündungshemmende Medikamente kommen in diesem Fall zum Einsatz.

Durch die örtliche Betäubung (Retrobulbäranästhesie) kann es manchmal zu Störungen der Augenbeweglichkeit (Motilität) kommen. Diese bilden sich meist rasch wieder zurück. Nur in sehr seltenen Fällen kann eine Korrektur mit prismatischen Brillengläsern oder sogar eine Operation an den Augenmuskeln erforderlich werden.

3.8 Nachstar (Kapselfibrose), harmlose Trübung (◘ Abb. 3.6)

Was ist ein Nachstar?

Der Nachstar ist eine Trübung der hinteren Linsenkapsel

Der Nachstar (Kapselfibrose) ist eine Trübung der hinteren Linsenkapsel. Sie kann mit einem Speziallaser (YAG-Laser) wegpoliert werden, ohne dass eine erneute Operation erforderlich ist. Solch eine Laserbehandlung ist völlig schmerzfrei und kann in der Praxis durchgeführt werden.

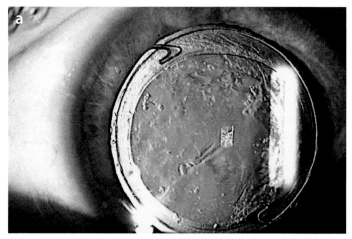

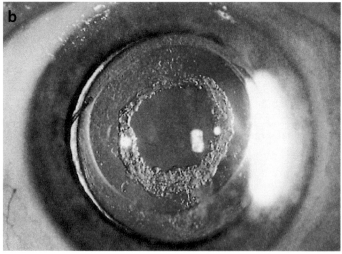

◘ **Abb. 3.6**   **a** Nachstar. **b** Der zentrale Nachstar wurde mit dem Laser entfernt. (Quelle: Grehn 2019)

Kranke Makula – wenn der Blick sich verzerrt

Inhaltsverzeichnis

B. Hartmann und W. Goertz, *Rote Augen, Grauer Star, Kranke Makula*,
https://doi.org/10.1007/978-3-662-67683-7_4

4

Die Makula ist die
wertvollste Stelle des Auges

Was ist die Makula (gelber Fleck)?

Die Makula (gelber Fleck) ist die wertvollste Stelle des Auges, nirgendwo sonst ist auf so kleiner Fläche eine so entscheidende Funktion konzentriert. Umso gravierender ist ihr Verfall: Die altersbedingte Makuladegeneration (AMD) ist die häufigste Erkrankung der Makula bei älteren Menschen und oft Ursache für eine massive Sehverschlechterung.

Als gelber Fleck wird der Bereich der menschlichen Netzhaut mit der größten Dichte von Sehzellen bezeichnet. Er liegt in der Mitte der Netzhaut (Retina) und hat einen Durchmesser von etwa 5 mm. Die altersabhängige Makuladegeneration ist die häufigste Erkrankung der Netzhautmitte und oft Ursache für eine anhaltende, schwere Sehverschlechterung.

4.1 Trockene Makuladegeneration (AMD)

Was genau ist eine Makuladegeneration?

Makuladegeneration:
Ablagerungen (Drusen)
und eine verringerte Dichte
der Sehzellen führen zur
herabgesetzten Sehschärfe

In der Netzhaut des Auges befinden sich die für das Sehen notwendigen Sinneszellen (Photorezeptoren). Es gibt hier die Zapfen und die Stäbchen. In der Netzhautmitte (Makula) überwiegen die Zapfen, die für scharfes Sehen und die Farbwahrnehmung zuständig sind. Um diese hohe Sehleistung zu erbringen, müssen die Sinneszellen mit viel Sauerstoff und Nährstoffen versorgt werden. Gleichzeitig schützen Farbstoffe, die aus pflanzlicher Nahrung gewonnen werden, diese Zellen vor schädlichen Lichteinflüssen. Durch diese große Stoffwechselaktivität entstehen viele Abbauprodukte, die ebenfalls zu Schäden führen können, wenn sie nicht entsorgt werden. Diese Aufgabe übernimmt die Farbzellschicht (Pigmentepithel) (◼ Abb. 2.1).

Während die feuchte AMD unbehandelt innerhalb von wenigen Monaten zu einer massiven Sehverschlechterung führen kann, verläuft die trockene Form meist langsamer. Die AMD entsteht durch nachlassende Leistung der Farbzellschicht. Gewebeabbau, Ablagerungen, Flüssigkeitseinlagerungen und Gefäßneubildungen können die Folge sein. Die Dichte der Zapfen in der Netzhautmitte ist für gutes Sehen entscheidend. Bei der Makuladegeneration kommt es durch einen Alterungsvorgang der Netzhaut zu einer verringerten Stoffwechselaktivität in der Netzhautmitte. Die Folge: Die Sehschärfe wird schlechter.

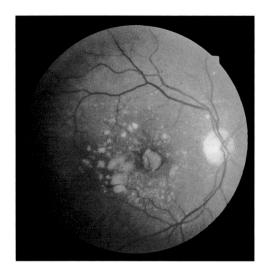

Abb. 4.1 Makula mit vielen kleinen gelblichen Ablagerungen (Drusen). (Quelle: Hartmann und Goertz 2019)

Was genau geschieht bei der geografischen Makulopathie?

Bei der trockenen Makuladegeneration sammeln sich Abbauprodukte des Stoffwechsels unter der Netzhaut an, man spricht von genannten Drusen. Netzhautbereiche mit Drusen werden nicht mehr ausreichend ernährt. Die Folge sind Areale in den die Netzhaut fast vollständig zerstört ist. Man spricht von der geografischen oder areolären Makulopathie. Betroffene bemerken beim Lesen Ausfälle. Buchstaben oder ganze Wörter verschwinden aus einem Text (◘ Abb. 4.2).

Wie behandelt man die geografische Makulopathie?

Unser Komplementsystem ist Teil unseres Immunsystems und besteht aus Proteinen im Blut und an Zelloberflächen. Es soll bei der Entstehung der geografischen Makulopathie eine Rolle spielen.

Derzeit befinden sich Medikamente in der klinischen Erprobung, die dieses Komplementsystem hemmen und zur Therapie der geografischen Makuladegeneration eingesetzt werden sollen, sogenannten Komplement-Inhibitoren. Pegcetacoplan ist solch ein Medikament, welches zur Therapie in den Glaskörper gespritzt wird.

4

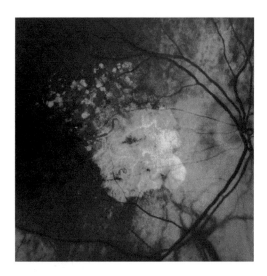

◘ Abb. 4.2   Geografische Makulaerkrankung. (Quelle: Holz et al. 2011)

4.2 Feuchte Makuladegeneration (AMD)

Feuchte oder trockene Makuladegeneration – was genau ist der Unterschied?

Flüssigkeitseinlagerungen sind das entscheidende Merkmal der feuchten Makuladegeneration

Flüssigkeitseinlagerungen sind entscheidend für die feuchte Form. Das Welligsehen gerader Linien (Metamorphopsie) und die Verschlechterung des Lesevermögens sind die Hauptbeschwerden. Die genaue Ausdehnung und Klassifikation der AMD muss mithilfe einer Farbstoff-Fotoserie (Fluoreszenzangiographie) erfolgen. Durch die Tomographie können alle Netzhautschichten dargestellt werden.

Flüssigkeitseinlagerungen (Makulaödem) sind das entscheidende Merkmal der feuchten Form und führen durch Schwellung der Netzhautmitte zur rasanten Sehverschlechterung und zum Verzerrtsehen. (◘ Abb. 4.3) Gewebeabbau (Atrophie) und Ablagerungen (Drusen) führen bei der feuchten AMD dazu, dass sich die Natur, die einen Sauerstoffmangel registriert, durch Gefäßneubildungen (Neovaskularisationen) zu helfen versucht. Diese entstehen unkontrolliert und verursachen mehr Schaden als Nutzen, da diese neugebildeten Blutgefäße teilweise undicht sind. Makulaschwellung und Makulablutung sind mögliche Folgen. Die feuchte Makuladegeneration kann unbehandelt innerhalb weniger Monate zu einer massiven Sehverschlechterung führen. Verzerrtsehen und besonders die Verschlechterung des Lesevermögens sind die Hauptbeschwerden der Betroffenen.

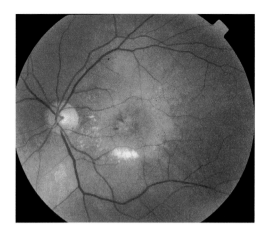

◘ Abb. 4.3 Feuchte Makuladegeneration (AMD) mit zentraler Netzhaut-schwellung und Blutung aus Gefäßneubildungen (Neovaskularisationen). (Quelle: Holz et al. 2011)

Patienten mit trockener Makuladegeneration sollten regelmäßig aufs Amsler-Gitter gucken, um einen möglichen Übergang in eine feuchte Form frühzeitig zu erkennen. Sieht man wellig, muss man möglichst rasch zur Behandlung zum Augenarzt.

Wie genau kommt es zum Verzerrtsehen (Metamorphopsie)?

Die Sehzellen (Zapfen und Stäbchen) in unserer Netzhaut Netzhaut sind für das Sehen notwendig. Die Zapfen überwiegen in der Netzhautmitte (Makua). Sehschärfe und Farbensehen werden durch sie möglich. Sie sind für Sehschärfe und Farbwahrnehmung zuständig. Im Bereich der zentralen Makula liegt die Netzhautgrube (Fovea). Hier gibt es keine Stützzellen, daher ist dieser Bereich besonders empfindlich: Die regelmäßige Anordnung der Sehzellen (Zapfen) kann leicht in „Unordnung" geraten – Verzerrtsehen entsteht. Flüssigkeitseinlagerungen (Ödeme) und neugebildetes Bindegewebe, das Netzhautfalten verursacht (Makula-Pucker), sind die Hauptursachen.

Nicht auskorrigierte Fehlsichtigkeiten oder Hornhauterkrankungen, die eine ungleichmäßige Hornhautkrümmung (Keratokonus) zur Folge haben, können ebenfalls ein Verzerrtsehen (Metamorphopsie) hervorrufen. Diese Ursachen lassen sich meist mithilfe der richtigen Brille oder Kontaktlinse ausgleichen; das Verzerrtsehen verschwindet.

Die regelmäßige Anordnung der Sehzellen kann in Unordnung geraten – Verzerrtsehen entsteht

Was prüft der Amsler-Gitter-Test?

Die regelmäßige Selbstkontrolle mithilfe des Amsler-Gitter-Tests zur Früherkennung einer feuchten Form ist genauso wichtig wie eine speziell auf die Bedürfnisse der Makula abgestimmte luteinreiche Ernährung und eine ausreichende körperliche Bewegung, soweit dies möglich ist (◘ Abb. 4.4). Das Amsler-Gitter ist eine wichtige Methode, um Verzerrtsehen (Metamorphopsie) und zentrale Gesichtsfeldausfälle festzustellen. Die häufigste Ursache für einen „grauen Fleck" im Zentrum des Sehens ist die Makuladegeneration. Sehverschlechterung, Verzerrtsehen (Metamorphopsie) und Farbsehstörungen sind Beschwerden, die richtungsweisend sind.

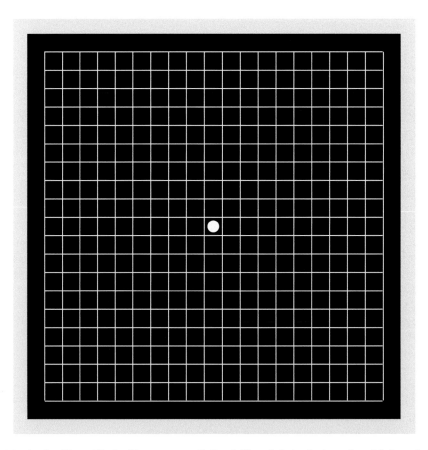

◘ **Abb. 4.4** Amsler-Gitter: Für den Test setzt man die Lesebrille auf, deckt ein Auge ab und fixiert mit dem anderen Auge den Punkt in der Mitte – alle Linien sollten gerade, durchgehend und scharf gesehen werden. Anschließend wird das andere Auge geprüft. (Quelle: Hartmann und Goertz 2013)

Der Amsler-Gitter-Test zur regelmäßigen Selbstkontrolle ist besonders bei der altersbezogenen Makuladegeneration wichtig, da so frühzeitig die Entwicklung einer feuchten Form festgestellt und eine Behandlung eingeleitet werden kann. Denn hier gilt: Je besser das Sehvermögen bei Behandlungsbeginn ist, desto größer sind die Erfolgsaussichten, da die Erkrankung weniger weit fortgeschritten ist.

Sind überwiegend die Sinneszellen der Netzhautmitte (Zapfen) geschädigt, so sind zentrale Gesichtsfelddefekte die Folge. Genetisch bedingte Erkrankungen der Netzhautmitte, Durchblutungsstörungen (Makuladegeneration) oder Netzhautnarben führen zu solchen Ausfällen im Zentrum des Sehens.

4.3 Diabetische Makulopathie (DMP)

Welche Veränderungen können bei der Zuckerkrankheit an der Makula entstehen?

Schwellung (Ödem), Blutung und Ablagerungen findet man bei einer diabetischen Erkrankung der Netzhautmitte, der diabetischen Makulopathie. Die Schwellung der Netzhautmitte (Makulaödem) führt zur Sehverschlechterung. Je nach Ausdehnung der Schwellung unterscheidet man zwischen einer umschriebenen Schwellung (fokaler) oder einer flächigen (diffusen) Ausbreitung (▸ Abschn. 6.1) (◘ Abb. 4.5).

Schwellung, Blutung und Ablagerungen findet man bei der diabetischen Makulopathie

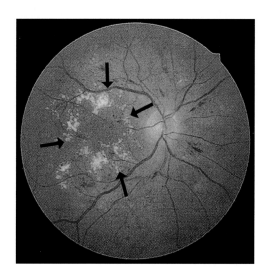

◘ **Abb. 4.5** Diabetische Makulopathie. (Quelle: Grehn 2019)

Wie behandelt man die diabetische Makulopathie?

Die Anti-VEGF-Behandlung
ist die Therapie der Wahl

Die Anti-VEGF-Behandlung (▶ Abschn. 4.5) ist die Therapie der Wahl, auch beim diabetischen Makulaödem. Ob man das diabetische Makulaödem heute noch mit dem Laser behandeln soll, wird unter Augenärzten kontrovers diskutiert. Bei der Laserbehandlung werden einzelne Laserherde gezielt gesetzt oder, bei flächiger Makulaschwellung, Laserherde gitterförmig angeordnet; man spricht von der „Makula-Grid-Laser"-Behandlung.

4.4 Makulopathie bei retinalem Venenverschluss

Wann kommt es beim Gefäßverschluss zur Sehverschlechterung?

Ist die Makula von
einem Gefäßverschluss
betroffen, so kommt es zur
Sehverschlechterung

Beim Verschluss einer Netzhautvene kann das Blut aus dem betroffenen Netzhautbereich nicht mehr abfließen. Der Rückstau führt zu Blutungen in das umliegende Gewebe. Ist die Makula von dem Venenverschluss betroffen, so kommt es zur Schwellung (Ödem) und zur Sehverschlechterung (◻ Abb. 4.6).

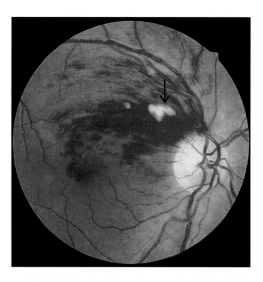

◻ **Abb. 4.6**   Venenastverschluss. (Quelle: Grehn 2019)

Welche Risikofaktoren für einen Venenverschluss kennen wir?

Risikofaktoren für die Entstehung des Gefäßverschlusses sind beispielsweise Bluthochdruck, ein erhöhter Augendruck und eine schlechte Fließeigenschaften des Blutes, eine erhöhte Blutviskosität. Hausärzte, Internisten und Kardiologen arbeiten in diesen Fällen Hand in Hand, um diese Risiken zu reduzieren und zu behandeln (▶ Abschn. 6.2).

Wie wird die Makulaschwellung beim Venenverschluss behandelt?

Auch beim Gefäßverschluss wird eine Makulaschwellung mit sogenannten VEGF-Hemmern oder Kortison behandelt. Diese Medikamente werden ins Auge gespritzt und können so direkt an der Makula wirken (▶ Abschn. 4.6).

Wir werden älter. Das ist die positive Nachricht. Leider nehmen dadurch auch altersbezogene Erkrankungen zu. Eine davon ist die altersbezogene Makuladegeneration (AMD). Sie tritt meist nach dem 65. Lebensjahr auf und ist oft Ursache für eine schwere Sehverschlechterung.

Auch im Rahmen einer Zuckerkrankheit kann unsere Makula erkranken. Einzelheiten zu dieser sogenannten diabetischen Makulopathie haben wir in ▶ Abschn. 6.1 erläutert.

Fluoreszenzangiographie und optische Kohärenztomographie führen zur genauen Diagnose

4.5 Diagnostik: Angiographie und Tomographie

Warum ist die optische Kohärenztomographie (OCT) so wichtig?

Der Amsler-Gitter-Test und die Feststellung der Sehschärfe sind die Basis. Bei der Augenuntersuchung mit der 90-Dioptrien-Lupe oder dem Drei-Spiegel-Kontaktglas kann der Augenarzt die Makula vergrößert betrachten und die Ursache der Beschwerden erkennen. Die entscheidende Untersuchung ist heute die optische Kohärenztomographie (OCT); sie liefert feinste Schichtaufnahmen der Netzhaut. Ein Makulaödem kann festgestellt und auch der Erfolg einer Behandlung überprüft werden.

4

Was geschieht bei der Farbstoff-Fotoserie (Fluoreszenzangiographie) genau?

Bei dieser Untersuchung wird zunächst ein Farbstoff (Fluoreszin) in die Armvene gespritzt. Nach 12–25 s, der sogenannten Arm-Netzhaut-Zeit, wird dieser Farbstoff am Augenhintergrund sichtbar. Zunächst füllen sich die Arterien, später die Venen. Gesunde Netzhautgefäße sind undurchlässig für diesen Farbstoff. Krankhaft veränderte Gefäße sind undicht, man spricht von einer Leckage. Wird ein Bereich vom Kontrastmittel nicht ausgefüllt (Füllungsdefekt), ist das Zeichen einer Minderdurchblutung. Der Augenarzt hält die Verteilung des Farbstoffes am Augenhintergrund in Bildern fest. Die genaue Ausdehnung und Klassifikation der Makuladegeneration können so erfolgen. Anschließend kann die Therapie eingeleitet werden, falls diese erforderlich sein sollte.

4.6 Therapie: Medikamente und die richtige Ernährung

Wenn Möhren nicht mehr helfen – welche Behandlungsmöglichkeiten gibt es?

Mit Avastin und Lucentis wurde der Durchbruch bei der Behandlung der feuchten Makuladegeneration erzielt

Es gibt Medikamente, die ins Auge gespritzt werden und dort krankhafte Gefäßneubildungen unterdrücken, indem sie die Wachstumsfaktoren gezielt hemmen.

Avastin und Lucentis sind solche Medikamente. In speziellen Fällen kann eine operative Glaskörperentfernung (Vitrektomie) mit dem Entfernen von krankhaftem Gewebe vor oder hinter der Netzhaut sinnvoll sein.

Lucentis wurde speziell für die Behandlung am Auge entwickelt, unterscheidet sich nach heutigem Kenntnisstand in seiner Wirkung aber nicht wesentlich von Avastin, welches seit 2005 aus der Darmkrebsbehandlung bekannt ist. Erhebliche Unterschiede bestehen allerdings im Preis der beiden Medikamente. Lucentis ist deutlich teurer. Mit beiden Medikamenten wurde der Durchbruch bei der Behandlung der feuchten AMD erzielt.

Im Jahr 2023 stehen uns die folgenden Medikamente zur Verfügung: Bevacizumab (Avastin), Ranibizumab (Lucentis), Aflibercept (Eylea), Brolucizumab (Beovu), Faricimab (Vabysmo). Weitere werden sicher dazukommen. Auch Nachahmerpräparate von Ranibizumab gibt es: Byooviz, Raniviso und Ximluci; man spricht von Biosimilar-Medikamenten.

In speziellen Fällen können zusätzlich die Laserbehandlung und operative Behandlungsmethoden, insbesondere die

Glaskörperoperation (Vitrektomie), kombiniert mit der Entfernung des krankhaften Gewebes vor oder hinter der Netzhaut, sinnvoll sein.

Dennoch können viele Betroffene nur noch mithilfe starker Lupen oder ähnlicher optischer Hilfsmittel lesen. Manchmal kommen auch elektronische Hilfsmittel (Bildschirmlesegeräte) zum Einsatz. Diese erfordern allerdings wegen der sehr starken Vergrößerung eine gewisse Übung und Geschicklichkeit. Vorlesesysteme sind das Mittel der Wahl für Patienten, die mit den optischen Hilfsmitteln nicht zurechtkommen.

Muss man vor der Spritze Angst haben?

Der Gedanke – eine Spritze ins Auge zu bekommen – mag vielleicht zunächst beängstigend sein, aber schon ein Augentropfen zur oberflächlichen Betäubung reicht aus, und der „kleine Piks" ist kaum spürbar.

Welche Rolle spielt die Ernährung?

Für die trockene Form der Makuladegeneration gibt es bisher noch keine zugelassene Behandlung. Medikamente werden aktuell in klinischen Studien erprobt.

Eine ausgewogene, auf die Bedürfnisse der Makula abgestimmte Ernährung ist aber in jedem Fall hilfreich. Sie kann den Verlauf günstig beeinflussen. Luteinreiches Gemüse (Spinat) und Nahrungsergänzungsmittel (spezielle Vitamine für die Augen) sind sinnvoll. Zusätzlich sollte auch eine regelmäßige körperliche Bewegung – soweit das möglich ist – nicht fehlen.

Luteinreiche Ernährung ist wichtig

Stimmt's? Möhren sind gut für die Augen

Ja, Vitamin A (Retinol) und Farbstoffe (Lutein und Beta-Karotin) schützen die empfindlichen Zellen der Netzhaut vor schädlichen Lichteinflüssen und wirken so vorbeugend gegen Makuladegeneration. Vitamin A kommt nur in tierischen Nahrungsmitteln vor. Pflanzliche Farbstoffe (Beta-Karotin und Lutein) können von unserem Körper aber in Vitamin A umgewandelt werden. Die Verwertbarkeit unserer Speisen hängt entscheidend von der Zubereitungsart ab. Besonders gut können Säfte und kurz erhitztes (blanchiertes) Gemüse verwertet werden. Die Zugabe von Fett (Butter, Margarine oder Pflanzenöl) steigert die Aufnahmefähigkeit zusätzlich.

4

Nicht nur für die Augen, sondern für alle Organe wichtig sind Vitamin B, Vitamin C (Ascorbinsäure), Vitamin E, Zink und Selen. Diese Stoffe sind es, die unseren Körper vor Erkrankungen schützen. Bereits vorhandene Augenerkrankungen können durch die Ernährung zwar nicht geheilt werden, aber die richtige Ernährung ist sicher eine gute Gesundheitsvorsorge, nicht nur für gutes Sehen (Tab. 5.1).

Die Alternative: Nahrungsergänzungsmittel. Sie sind speziell auf die Bedürfnisse der Makula abgestimmt und werden meist als Kapsel oder Trinkampullen angeboten. Zusätzlich sinnvoll ist regelmäßige körperliche Bewegung, soweit dies möglich ist.

4.7 Zellophanmakulopathie

Wie kommt es zur Häutchenbildung vor der Makula (Zellophanmakulopathie)?

Die Zellophanmakulopathie verursacht meist keine Beschwerden

Betrachtet man den Aufbau der Netzhaut, so erkennt man: Glaskörper und Farbzellschicht werden durch die Netzhaut voneinander getrennt. Netzhautdefekte führen zur Berührung zwischen Glaskörper und Farbzellschicht. Bildet sich Bindegewebe neu, so spricht man von epiretinaler Gliose. Dieses Bindegewebe legt sich wie eine Klarsichtfolie vor die Netzhautmitte.

Eine Zellophanmakulopathie verursacht meist keine Beschwerden. Zum Verzerrtsehen kommt es erst, wenn das neugebildete Bindegewebe die Netzhautmitte verzieht (Makula-Pucker) oder ein Makulaloch (Foramen) entsteht.

Sehverschlechterung und Verzerrtsehen können für die Betroffenen so störend sein, dass operiert werden muss. Die operative Behandlung ist allerdings aufwendig, da die bindegewebigen Membranen erst nach Glaskörperentfernung (Vitrektomie) für den Operateur zugänglich werden.

4.8 Chorioretinopathia centralis serosa (CCS)

Verzerrtsehen mit Sehverschlechterung bei jungen Männern. Stress als mögliche Ursache wird vermutet. Wie behandelt man die Chorioretinopathia centralis serosa?

Stress als mögliche Ursache: die Chorioretinopathia centralis serosa

Eine häufige Ursache für eine zentrale Netzhautschwellung bei Männern zwischen dem 35. und 50. Lebensjahr ist die

Chorioretinopathia centralis serosa (CCS). Gewebeveränderungen führen bei dieser Erkrankung zu einer Schwellung der zentralen Netzhaut. Die Folgen: Verzerrtsehen, Sehverschlechterung und Farbsehstörungen. Die Betroffenen berichten häufig auch über Kopfschmerzen. Bei der Netzhautuntersuchung findet der Augenarzt Flüssigkeit unter der zentralen Netzhaut.

Zeigt die Farbstoffuntersuchung eine undichte Stelle – man spricht vom Quellpunkt – als Krankheitsursache, so kann man ihn gezielt mit dem Laser veröden. Dies ist aber eher die Ausnahme. In den meisten Fällen bildet sich die Erkrankung innerhalb eines halben Jahres von allein wieder zurück, daher muss nicht grundsätzlich jeder Patient behandelt werden.

Entwässernde Medikamente (Diuretika) können die Heilung unterstützen, da sie Flüssigkeit ausschwemmen und damit die Sehschärfe verbessern. Bei der Behandlung mit entwässernden Medikamenten ist zu beachten, dass es zu Veränderungen im Bereich der Blutsalze (Kalium, Natrium) kommen kann; Kaliummangel kann ein Kribbeln in den Armen bewirken. Vorbeugend sollten die betroffenen Patienten daher Bananen essen, die viel Kalium enthalten. Manchmal ersetzt man Kalium auch in Tablettenform.

Auch Lucentis oder Avastin können im Fall einer Chorioretinopathia centralis serosa versucht werden, wenn eine feuchte Makuladegeneration nicht mit letzter Sicherheit ausgeschlossen werden kann.

Grüner Star (Glaukom) – wenn der Sehnerv erkrankt

Inhaltsverzeichnis

© Der/die Autor(en), exklusiv lizenziert an Springer-Verlag GmbH, DE, ein Teil von Springer Nature 2023
B. Hartmann und W. Goertz, *Rote Augen, Grauer Star, Kranke Makula*,
https://doi.org/10.1007/978-3-662-67683-7_5

5.1 Grüner Star – wie erkennt man die Erkrankung?

Wie häufig kommt der grüne Star (Glaukom) vor?

Das Glaukom ist eine der häufigsten Erblindungsursachen in Europa

Das Glaukom ist eine der häufigsten Erblindungsursachen in Europa. Ungefähr 2 % der Bevölkerung leiden an einem Glaukom. Die Dunkelziffer ist jedoch vermutlich deutlich höher. Betroffene haben zu Anfang der Erkrankung keine Beschwerden, dadurch wird das Glaukom meist erst spät entdeckt. Manche Patienten kommen erst zum Augenarzt, wenn das Gesichtsfeld schon Ausfälle zeigt. Wertvolle Zeit ist dann schon verloren gegangen, in der man schon hätte behandeln müssen.

Welche Symptome treten beim grünen Star (Glaukom) auf?

Im Frühstadium macht das Glaukom meist keinerlei Beschwerden

Das Glaukom verursacht im Frühstadium meist keinerlei Beschwerden. Bleibt die Erkrankung unentdeckt und unbehandelt, so verändert sich der Sehnervkopf, seine Mulde wird langsam größer, gleichzeitig wird die Nervenfaserschicht dünner. Die Folge: Gesichtsfeldausfälle.

Im schlimmsten Fall kommt es zur Erblindung. Das Glaukom nennt man auch „grünen Star". Der graue Star hingegen ist eine Trübung der Augenlinse, die Katarakt (s. ▶ Kap. 3).

Welche Rolle spielt der Augendruck beim Glaukom?

Der normale Augendruck liegt bei 10 bis 21 mmHg

Die häufigste Ursache für den „grünen Star" ist ein erhöhter Augendruck. Der Normalwert liegt zwischen 10 und 21 mmHg. Er kann aber auch bei gesunden Augen im Tagesverlauf sehr schwanken. Daher sind Augendruckmessungen zu verschiedenen Tageszeiten bei der Diagnostik sinnvoll. Der Augendruck kann beim grünen Star sowohl erhöht als auch normal sein. Dann kommt es zu einer krankhaften Veränderung am Sehnervkopf, obwohl der Augendruck im Normalbereich liegt. Man spricht in diesem Fall vom Normaldruckglaukom.

Wie erkennt der Augenarzt den grünen Star (Glaukom)?

Bei der Glaukom-Vorsorgeuntersuchung („Glaukom-IGeL") betrachtet der Augenarzt den Sehnervkopf (Papille) mit der 90-Dioptrien-Lupe. Die Aushöhlung der Papille (Exkavation) ist beim Glaukom deutlich vergrößert. Zusätzlich wird der Augendruck gemessen (◘ Abb. 5.1).

Der „Glaukom-IGeL" spielt bei der Glaukom-Früherkennung eine wichtige Rolle

Schichtaufnahmen (Tomographie) vom Sehnerv – was genau kann man messen?

OCT (optische Kohärenztomographie), HRT (Heidelberger Retina-Tomographie) und GDx (Nerve Fiber Analyser) sind besonders bei der Glaukom-Früherkennung bei und zur Verlaufskontrolle unter Therapie wichtig. So kann man bei Glaukompatienten feststellen, ob die Behandlung effektiv ist.

Die OCT (optische Kohärenztomographie) vermisst den Sehnerv in der Tiefe

Die OCT vermisst den Sehnervkopf in der Tiefe. Dabei entstehen Schichtaufnahmen, Nervenfaser- und Ganglienzellschicht werden genau dargestellt.

Bei der HRT (Heidelberger Retina-Tomographie) wird die Oberfläche des Sehnervkopfes vermessen.

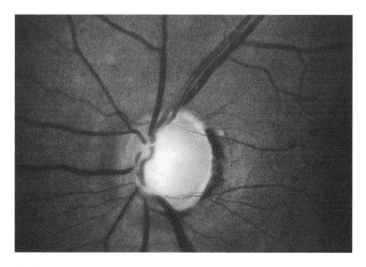

◘ **Abb. 5.1** Sehnervschwund durch grünen Star (Glaukom), blasser Sehnervkopf mit großer Mulde (Exkavation). (Quelle: Hartmann und Goertz 2019)

Bei der Auswertung entsteht eine Art Relief des Sehnervkopfes, mit Höhen und Tiefen.

Der Nerve Fiber Analyser (GDx) ist ein Messgerät, mit dem man die Nervenfaserschichtdicke messen kann.

Pachymetrie – warum ist diese Messung wichtig?

Die Pachymetrie misst die Hornhautdicke

Die Pachymetrie misst die Hornhautdicke. Patienten mit einer dünnen Hornhaut haben ein höheres Risiko an einem Glaukom zu erkranken, daher ergänzt dieser Messwert die Glaukomdiagnostik und ist besonders bei grenzwertigem Augendruck für die Therapieentscheidung hilfreich.

Gonioskopie – was sieht der Augenarzt im Kammerwinkel?

Die Gonioskopie ist die Inspektion des Kammerwinkels

Im Rahmen der empfohlenen jährlichen Vorsorgeuntersuchungen kann der Augenarzt erkennen, ob eine Veranlagung für eine solche bedrohliche Situation vorliegt. Mithilfe eines Kontaktglases, welches auf das Auge aufgesetzt wird, ist die genaue Inspektion des Kammerwinkels (Gonioskopie) möglich.

Ein weiter Kammerwinkel erlaubt den Blick auf die sogenannte Schwalbe-Linie, das Trabekelwerk, den Skleralsporn und den Ziliarkörper. Ist nur die Schwalbe-Linie sichtbar, so handelt es sich um einen sehr engen Kammerwinkel: Es besteht ein Verschlussrisiko. Bei einem Winkelblock ist keine dieser Strukturen erkennbar.

5.2 Ursachen – wie genau kann ein Glaukom entstehen?

Wo genau fließt das Kammerwasser in unseren Augen?

Unsere Augen werden im vorderen Augenabschnitt vom Kammerwasser ausgefüllt

Das Auge wird im vorderen Augenabschnitt vom Kammerwasser ausgefüllt, das überwiegend von den Ziliarkörperzellen gebildet wird. Der Hauptabfluss erfolgt durch das Trabekelwerk (◘ Abb. 5.2). So wird ein gewisser Augendruck aufgebaut. Ein schlechter Abfluss des Kammerwassers durch den Kammerwinkel lässt den Augendruck ansteigen. Mögliche Ursachen sind: enger Kammerwinkel, krankhaft verändertes Gewebe oder Ablagerungen im Kammerwinkel.

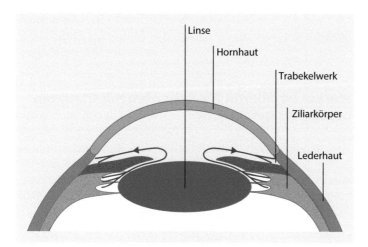

◘ **Abb. 5.2** Kammerwasser wird hauptsächlich vom Ziliarkörper gebildet und füllt den vorderen Augenabschnitt aus. Es fließt durch das Trabekelwerk im Kammerwinkel ab. (Quelle: Hartmann und Goertz 2013)

Welche Formen des grünen Stars gibt es?

Formen des grünen Stars (Glaukom)
- Offenwinkelglaukom
- Engwinkelglaukom
- Normaldruckglaukom
- Pigment- und Kapselhäutchenglaukom
- Glaukom als Folgeerkrankung (Sekundärglaukom)

Es gibt verschiedene Formen von grünem Star (Glaukom)

Alle Glaukomformen entstehen durch einen verschlechterten Kammerwasserabfluss. Mögliche Ursachen sind: angeborener enger Kammerwinkel (Engwinkelglaukom), verändertes Gewebe (Offenwinkelglaukom) oder Ablagerungen im Kammerwinkel (Pigment- und Kapselhäutchenglaukom).

Auch krankhafte Gefäßneubildungen (bei Diabetikern), Verklebungen durch entzündlich verändertes Kammerwasser, Operationen und Unfälle kommen als Ursache für Veränderungen im Kammerwinkel infrage. Man spricht in diesen Fällen von einem Sekundärglaukom.

Beim Normaldruckglaukom kommt es zu einer krankhaften Veränderung am Sehnervkopf, obwohl der Augendruck immer im Normalbereich liegt. Zur Therapie muss man den Augendruck in diesen Fällen dann weiter senken, damit es zu keinem weiteren Nervenfaserverlust am Sehnervkopf kommt. Das Therapieziel muss individuell festgelegt werden.

Eine reine Augendruckerhöhung (okuläre Hypertension) liegt vor, wenn noch keine Schäden am Sehnerv entstanden

5

sind und das Gesichtsfeld noch völlig intakt ist. Der normale Augendruck liegt bei 10–21 mmHg (Millimeter Quecksilbersäule).

Warum ist Nikotin für Patienten mit Glaukom besonders gefährlich?

Nikotin ist ein Gift. Jeder Raucher weiß, dass Nikotin für die Lunge schädlich ist. Leider wissen nur wenige, dass auch der Sehnerv durch Nikotin Schaden nimmt. Besonders Patienten mit Glaukom muss man daher dringend raten, auf das Rauchen zu verzichten.

5.3 Glaukomanfall – wenn die Erblindung droht

Welche Symptome kann ein Glaukomanfall machen?

Rötung des Auges, Kopfschmerz, Übelkeit und Sehverschlechterung sind mögliche Symptome

Beim Glaukomanfall kommt es durch Verschluss des Kammerwasserabflusses zu einem massiven Augendruckanstieg auf Werte bis zu 60 mmHg (normal: 10–21 mmHg). (◘ Abb. 5.3) Dieser hohe Druck führt zur Stauung der Bindehautgefäße und somit zur Rötung des betroffenen Auges. Kopfschmerz, Übelkeit und Sehverschlechterung sind mögliche Symptome.

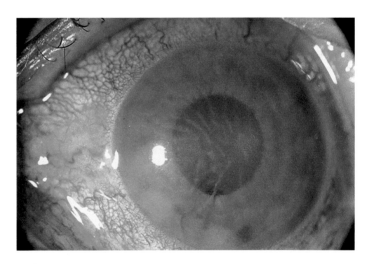

◘ **Abb. 5.3** Glaukomanfall. Der Augapfel ist hart und die Hornhaut ist trüb. (Quelle: Grehn 2019)

> Bleibt dieser Zustand unbehandelt, so kommt es innerhalb
> kürzester Zeit zu massiven Schäden am Sehnerv und zur Er-
> blindung. Es handelt sich um einen absoluten Notfall, und
> der Patient muss unverzüglich in die nächste Augenklinik.

Wie genau entsteht ein Glaukomanfall?

Das Kammerwasser fließt in unserem vorderen Augenabschnitt, vergleichbar mit einem Fluss. Die „Quelle" nennt
man Ziliarkörper, hier wird ständig neues Kammerwasser gebildet. Das Trabekelwerk im Kammerwinkel ist der Hauptabfluss. Veränderungen im Kammerwinkel können den Abfluss
behindern, sodass der Augendruck steigt. Beim Glaukomanfall kommt es zum vollständigen Verschluss. Hauptursache ist
ein angeborener enger Kammerwinkel. Durch die Verdickung
der Regenbogenhaut (Iris) bei weiter Pupille, die Zunahme der
Linsendicke beim grauen Star oder durch Verklebungen kann
es zu einem Totalverschluss, dem Winkelblock, kommen.

Klassische Situationen für eine weite Pupille sind voraus-
gegangene Augenarztbesuche (medikamentöse Pupillenweit-
stellung), Angstzustände und Dämmerungssehen. Sie können
bei entsprechend engem Kammerwinkel einen Winkelblock
auslösen. Natürlich ist in diesem Fall auch das Partnerauge
gefährdet.

Beim Glaukomanfall kommt es zum vollständigen Verschluss des Kammerwinkels

Wie behandelt man den Glaukomanfall?

Der Glaukomanfall ist ein Notfall, Betroffene müssen unverzüglich in die nächste Augenklinik. Dort wird sofort versucht, den Augendruck medikamentös zu senken. Eine Operation ist jedoch immer zusätzlich und zeitnah erforderlich.
Dabei wird ein Loch in die Regenbogenhaut geschnitten. So
schafft man einen zusätzlichen Abfluss für das Kammerwasser. Da unsere Augen „Zwillinge" sind, muss diese Operation
zur Vorbeugung meist auch am Partnerauge durchgeführt
werden. Bei heller Iris und klarer Hornhaut ist dieser Eingriff
auch mit dem Laser möglich (☐ Abb. 5.4).

Der Glaukomanfall ist ein Notfall, Betroffene müssen unverzüglich in die nächste Augenklinik

Wie kann man vorbeugen, dass ein Glaukomanfall erst gar nicht entsteht?

Erkennt man bei der Augenuntersuchung, dass ein enger Kammerwinkel vorliegt, so kann man zur Vorbeugung operativ
oder mit dem Laser ein kleines Loch in die Regenbogenhaut

5

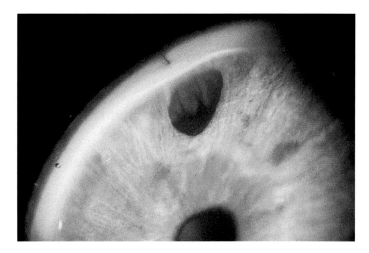

☐ **Abb. 5.4**   Legende: Operativ angelegtes zusätzliches Loch in der Regenbogenhaut bei engem Kammerwinkel zur Vermeidung eines Glaukomanfalls.
(Quelle: Grehn 2019)

schneiden (Iridektomie) und so einen zusätzlichen Abfluss
schaffen. Mit diesem Eingriff kann man einen möglichen
Glaukomanfall bei einem engen Kammerwinkel sicher vermeiden.

5.4 Therapie: Augentropfen und Laserbehandlung

Wie wird ein grüner Star (Glaukom) behandelt?

Das Ziel der Glaukomtherapie ist die Senkung des Augen-
drucks. Augentropfen, Laserbehandlung und Glaukomoperation sind die Behandlungsmöglichkeiten für einen grünen
Star (Glaukom).

Wie wirken Augentropfen zur Behandlung des Glaukoms?

Gefahr bei Augentropfen:
Sie werden nicht immer
regelmäßig getropft

Augentropfen zur Behandlung des Glaukoms bewirken eine
verminderte Kammerwasserbildung oder einen verbesserten
Abfluss.
      Für Patienten steht besonders die Verträglichkeit die-
ser Augentropfen im Vordergrund. Grundsätzlich können Augentropfen nur gut wirken, wenn sie regelmäßig und

mit hoher Zuverlässigkeit angewendet werden. Lesen sie die Beipackzettel, so befürchten viele Patienten mehr Nebenwirkungen als Nutzen. Einige Patienten berichten, dass die Augentropfen brennen, oder sie leiden unter roten Augen. Alle Nebenwirkungen und Befürchtungen sollten daher immer offen angesprochen werden. Patient und Augenarzt können nur so die individuell beste Behandlung finden, aus der Vielzahl der Therapiemöglichkeiten. Gefahr bei Augentropfen: Sie werden nicht immer regelmäßig getropft.

Wie genau wirkt die Laser-Trabekuloplastik beim Glaukom?

Manchmal reichen Augentropfen zur Drucksenkung nicht aus, oder sie werden nicht vertragen. In diesen Fällen ist eine Laserbehandlung hilfreich.

Aktuell gibt es zwei Formen der Laserbehandlung des Glaukoms:
- A: klassische Laser-Trabekuloplastik (LTP) und
- B: selektive Laser-Trabekuloplastik (SLT).

Bei der Laser-Trabekuloplastik (LTP) setzt der Arzt Laserherde in das Trabekelwerk des Kammerwinkels. Sie bilden Narben, in deren Umgebung der Kammerwasserabfluss deutlich verbessert wird. Auf diese Weise kommt es zu einer Augendrucksenkung, und in vielen Fällen kann nach dieser Laserbehandlung sogar auf Augentropfen zur Drucksenkung verzichtet werden.

Bei der selektiven Laser-Trabekuloplastik (SLT) werden ausschließlich die Pigmentzellen des Trabekelwerkes mit dem Laser behandelt.

Praktisches: Wie gebe ich Augentropfen richtig?

Zur Gabe von Augentropfen sollte man – möglichst vor einem Spiegel – das Unterlid herunterziehen und einen Tropfen in den äußeren Lidwinkel fallen lassen. Man sollte dabei darauf achten, dass man mit der Tropfflasche das Auge nicht berührt. Verunreinigungen werden so vermieden.

Möchte man das Verbleiben des Tropfens im Auge verlängern und seine Wirksamkeit erhöhen, so kann man nach der Gabe der Augentropfen kurz das Tränenpünktchen im inneren Augenwinkel zuhalten und den Abfluss so hinauszögern.

5.5 Therapie: Glaukomoperation

Welche Glaukomoperationen gibt es?

Bei der Goniotrepanation wird ein Sickerkissen angelegt

Wenn Augentropfen und auch die Laserbehandlung den Augendruck nicht ausreichend senken, dann muss eine Glaukomoperation durchgeführt werden. Bei der klassischen Glaukomoperation (Goniotrepanation) wird ein künstlicher Abfluss des Kammerwassers unter die Bindehaut geschaffen, ein sogenanntes Sickerkissen wird angelegt. Diese Operation wird aber erst durchgeführt, wenn alle anderen Maßnahmen nicht zu einer ausreichenden Augendrucksenkung geführt haben.

Modernere Operationsmethoden sind schonender, da der Augapfel nicht eröffnet wird. Manchmal reicht es, den natürlichen Abfluss durch Dehnung des Kammerwinkels zu verbessern, man spricht von Kanalostomie. Bei anderen Verfahren werden kleine Röhrchen in den Kammerwinkel eingesetzt, um den Abfluss des Kammerwassers zu verbessern, hier spricht man von einem Stent.

5.6 Gesichtsfeldausfall – wenn der Sehnerv geschädigt ist

Gesichtsfeldausfall beim Glaukom – was ist ein Tunnelblick?

Beim grünen Star (Glaukom) kann es zu Gesichtsfeldausfällen kommen (◘ Abb. 5.5). Sie treten jedoch erst auf, wenn schon ein erheblicher Teil des Sehnervkopfes (Papille) Schaden genommen hat.

Ziel der Vorsorgeuntersuchungen ist die Früherkennung des grünen Stars, die rechtzeitige Behandlung durch Augendrucksenkung mit Augentropfen und somit die Vermeidung von Gesichtsfeldausfällen. Eine regelmäßige Vermessung des Sehnervkopfes mit dem Tomographen (HRT) zeigt Veränderungen schon im Frühstadium und ist deshalb eine wichtige Ergänzung im Bereich der Vorsorge.

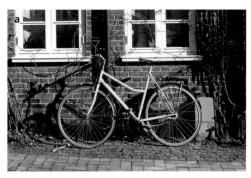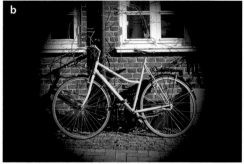

■ **Abb. 5.5** **a** Normales Bild. **b** „Tunnelblick". (Foto: shutterstock, Carsten Medom Madsen). (Quelle: Hartmann und Goertz 2013)

Augen und Allgemeinerkrankungen

Inhaltsverzeichnis

© Der/die Autor(en), exklusiv lizenziert an Springer-Verlag GmbH, DE, ein Teil von Springer Nature 2023
B. Hartmann und W. Goertz, *Rote Augen, Grauer Star, Kranke Makula*,
https://doi.org/10.1007/978-3-662-67683-7_6

6.1 Zuckerkrankheit (Diabetes) – Gefahr für die Augen

Welche Ursache hat die Zuckerkrankheit (Diabetes mellitus)?

Ursache für die Zuckerkrankheit ist Insulinmangel. Das Hormon Insulin wird in der Bauchspeicheldrüse (Pankreas) gebildet und ist für die Aufnahme von Glukose in Muskel- und Leberzellen wichtig. Insulinmangel verursacht erhöhte Blutzuckerwerte. Durch die Zuckerkrankheit kann es zu Veränderungen an den Blutgefäßen im gesamten Körper kommen. Diese Gefäßveränderungen entstehen dabei nicht nur an den Augen, sondern besonders auch an den Nieren, da diese beim Menschen ein ähnliches Blutgefäßsystem wie die Netzhaut der Augen haben. Nierenschäden führen zu Bluthochdruck (◘ Abb. 6.1).

Ursache für die Zuckerkrankheit ist Insulinmangel

Welche Folgen hat die Zuckerkrankheit für die Augen?

Zu den leichten Netzhautveränderungen bei Zuckerkrankheit zählen Gefäßaussackungen (Aneurysmen), Punktblutungen und Fettablagerungen. Verschließen sich kleine Gefäße,

12 % der Menschen mit Diabetes entwickeln Augenschäden

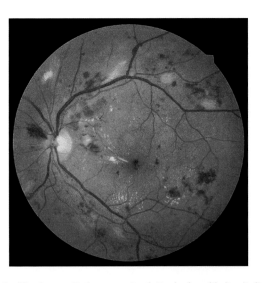

◘ **Abb. 6.1** Netzhautveränderungen durch Zuckerkrankheit mit Gefäßaussackungen (Aneurysmen), Fleckblutungen und Fettablagerungen. (Quelle: Grehn 2019)

entstehen „Cotton-Wool-Herde", die aussehen wie Wattebäll-chen. In schweren Fällen kommt es auch hier zu Gefäßneu-bildungen, den Proliferationen. Diese Netzhäute muss man behandeln. Eine Beteiligung der Netzhautmitte (Makula) kann schon im Frühstadium zur Sehverschlechterung führen.

Welche Ursachen führen zu krankhaften Gefäßneubildungen an der Netzhaut – was geschieht dabei genau?

Die Zuckerkrankheit kann Gefäßneubildungen verursa-chen. Auslöser für dieses Gefäßwachstum ist ein Signal, wel-ches durch Sauerstoffmangel in der Netzhaut (Ischämie) aus-gelöst wird. Kleinste Gefäße sprossen so in den Glaskörper-raum. Sie sind brüchig und können bluten. Im schlimmsten Fall können sich Bindegewebsstränge bilden, und die Netz-haut kann sich ablösen. Dann wird eine Operation erforder-lich; man spricht von Vitrektomie. Dabei werden Glaskör-per, Gewebsstränge und Einblutungen entfernt. Anschließend wird das Auge mit Silikonöl oder Gas aufgefüllt. Zusätzlich wird die Netzhaut gelasert, um Gefäßneubildungen vorzu-beugen.

> Krankhafte Gefäßneubildungen sind brüchig und können bluten

Wie genau wirkt der Augenlaser gegen krankhafte Gefäßneubildungen?

Die Laserbehandlung und die Injektion von Anti-VEGF-Me-dikamenten in den Glaskörperraum sind die Mittel der Wahl. Durch die Laserbehandlung produziert man Narben. Diese Narben haben einen niedrigeren Sauerstoffbedarf, das Signal zum Gefäßwachstum wird deswegen nicht oder vermindert ausgelöst, und die Entstehung krankhafter Gefäßneubildun-gen wird verhindert (◘ Abb. 6.2).

Welchen Stellenwert hat die Erkrankung der Makula bei der Zuckerkrankheit?

An der Makula kann es zur Schwellung (Ödem), Blutung und zu Ablagerungen kommen; man spricht von der diabe-tischen Makulopathie. Bei uns ist die Makulaerkrankung durch die Zuckerkrankheit der häufigste Grund für eine Er-blindung im mittleren Lebensalter.

> Die diabetische Makulopathie ist der häufigste Grund für eine Erblindung im mittleren Lebensalter

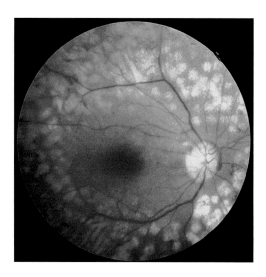

◻ **Abb. 6.2** Laserherde nach Behandlung von Gefäßneubildungen durch Zuckerkrankheit. (Quelle: Grehn 2019)

Wie wird die diabetische Makulaerkrankung behandelt?

Bei der diabetischen Makulaerkrankung kann eine Schwellung zur Sehverschlechterung führen

Ist die Netzhautmitte (Makula) von der Schwellung betroffen, so wird mit Anti-VEGF-Medikamenten behandelt. Diese Medikamente werden ins Auge gespritzt und unterdrücken dort krankhafte Gefäßneubildungen, indem sie die Wachstumsfaktoren gezielt hemmen. Vor der Therapie wird mit der Farbstoff-Fotoserie die genaue Ursache der Makulaerkrankung festgestellt. Aktuell haben wir die folgenden Medikamente zur Verfügung: Bevacizumab (Avastin), Ranibizumab (Lucentis), Aflibercept (Eylea), Brolucizumab (Beovu), Faricimab (Vabysmo).

Zusätzlich steht auch noch die klassische Behandlung der diabetischen Makulaerkrankung mit dem Laser zur Verfügung. Hierbei können einzelne Laserherde gezielt gesetzt oder, bei flächiger Makulaschwellung, Laserherde gitterförmig angeordnet werden; man spricht von der „Makula-Grid-Laser"-Behandlung.

Muss man vor der Spritze Angst haben, ist diese Behandlung schmerzhaft?

Augentropfen betäuben das Auge, und der kleine „Piks" wird kaum bemerkt

Mancher hat vielleicht Angst vor der Spritze, diese ist aber völlig unbegründet. Augentropfen zur oberflächlichen Betäubung machen den „kleinen Piks" kaum spürbar.

Was geschieht mit dem Blut im Glaskörper?

Ist solch eine Blutung erst einmal entstanden, so kann der Augenarzt die Netzhaut mit dem Augenspiegel nicht mehr beurteilen, da das Blut den Blick auf die Netzhaut verhindert (■ Abb. 6.3). Die Ultraschalluntersuchung ist die Rettung. Sie ermöglicht eine Aussage, ob die Netzhaut hinter der Blutung anliegt. Kleinere Blutmengen werden vom Körper langsam abgebaut, man muss nur abwarten. Größere Blutungen machen eine Glaskörperentfernung (Vitrektomie) notwendig.

Kleine Blutungen werden vom Körper langsam abgebaut

Was wird bei einer Glaskörperentfernung (Vitrektomie) genau gemacht?

Bei der Vitrektomie wird der Glaskörper, der das Auge wie ein Gel ausfüllt, herausgeschnitten, bestehende Gewebestränge werden entfernt, und das Auge wird meist mit Silikonöl oder Gas aufgefüllt, um eine Netzhautablösung zu vermeiden. Zusätzlich wird die Netzhaut gelasert, um Gefäßneubildungen zu verhindern.

Bei der Vitrektomie wird der Glaskörper entfernt

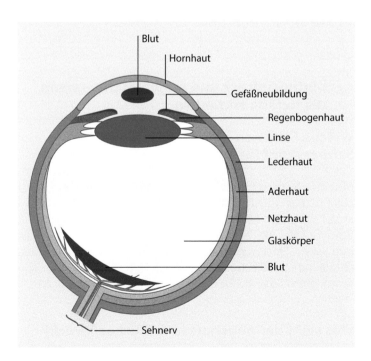

■ **Abb. 6.3** Gefäßneubildungen mit Vorderkammer- und Glaskörpereinblutung. (Quelle: Hartmann und Goertz 2013)

Was sollten schwangere Diabetikerinnen beachten?

Schwangere Diabetikerinnen sollten engmaschig kontrolliert werden, falls erforderlich monatlich

Durch die besondere Stoffwechselsituation während einer Schwangerschaft kommt es bei schwangeren Diabetikerinnen häufiger zu krankhaften Veränderungen an der Netzhaut. Dabei können sich bereits bestehende „Zuckerveränderungen" rasant verschlechtern. Schwangere Diabetikerinnen sollten daher engmaschig augenärztlich kontrolliert werden, falls erforderlich monatlich. Eine Laserbehandlung ist auch während einer Schwangerschaft jederzeit möglich und sollte frühzeitig erfolgen.

6

> **Geschichtliches: Prof. Dr. Gerd Meyer-Schwickerath – der Erfinder der Lichtkoagulation**
> Die Lichtkoagulation wurde in den 1950er-Jahren durch Prof. Dr. Gerd Meyer-Schwickerath an der Universitätsaugenklinik Bonn erfunden und in Essen weiterentwickelt. Auch heute noch wird nach seinem Prinzip behandelt. Glaskörpereinblutungen kann vorgebeugt werden, indem man die Netzhaut lasert, Netzhautnarben produziert und so den Sauerstoffbedarf der Netzhaut senkt. Der so reduzierte Sauerstoffbedarf verhindert die Entstehung von krankhaften Gefäßneubildungen und Glaskörpereinblutungen.

6.2 Bluthochdruck und Augeninfarkt – wenn die Gefäße erkranken

Welche Funktion haben Makula und Sehnervkopf für das Sehen?

Gelber Fleck und Sehnervkopf sind entscheidend für das Sehen

Makula (Netzhautmitte, gelber Fleck) und Sehnervkopf (Papille) sind entscheidend für das Sehen, die hohe Dichte an Sinneszellen in der Makula ermöglicht das scharfe Sehen. Der Sehnerv leitet alle Sehinformationen aus dem Auge zum Gehirn weiter. Dort werden sie dann zu Bildern weiterverarbeitet. Durchblutungsstörungen im Bereich von Makula oder Sehnerv können Ursache für die akute Sehverschlechterung sein.

Was sieht der Augenarzt bei Bluthochdruck?

Das Gefäßbild erlaubt Rückschlüsse auf den Zustand der Blutgefäße im gesamten Körper

Bluthochdruck ist eine Erkrankung, die zu Veränderungen an den Blutgefäßen im gesamten Körper führen kann. Der

Augenhintergrund ist die einzige Stelle am menschlichen Körper, an der man die Blutgefäße perfekt und ungehindert sehen und beurteilen kann. In unserem Blutkreislauf gibt es Schlagadern (Arterien) und Adern (Venen). Die Arterien leiten sauerstoffreiches Blut vom Herzen weg in die Organe und versorgen diese mit Sauerstoff. Die Venen transportieren das verbrauchte, sauerstoffarme Blut zum Herzen zurück, damit es dort über den Lungenkreislauf wieder mit Sauerstoff angereichert werden kann.

Das Aussehen der Blutgefäße am Augenhintergrund (Gefäßbild) erlaubt Rückschlüsse auf den Zustand der Blutgefäße im gesamten Körper, so kann der Augenarzt das Risiko für Schlaganfall oder Herzinfarkt einschätzen. Für die weitere Therapie ist diese Information entscheidend. Bei Patienten mit Bluthochdruck kann der Augenarzt bei der Beurteilung der Netzhaut möglicherweise Blutungen, vermindert durchblutete Bereiche, Gefäßverkalkungen und verengte Schlagäderchen sehen (◘ Abb. 6.4).

Welche Rolle spielt eine vorübergehende Erblindung (Amaurosis fugax)?

Die Amaurosis fugax ist eine schmerzlose, meist nur wenige Minuten andauernde, meist einseitige Erblindung. Sie ist Folge eines kurzfristigen Verschlusses, der sich spontan wieder

Warnsignal:
Vorübergehende Erblindung
(Amaurosis fugax)

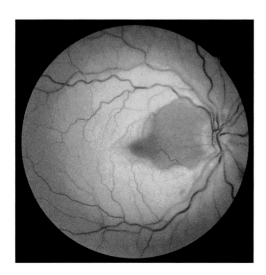

◘ **Abb. 6.4**   Verschluss der Zentralarterie. Die Netzhaut wird nicht mehr durchblutet und ist daher hell und geschwollen. (Quelle: Hartmann und Goertz 2019)

auflöst. Die Netzhaut kann sich wieder erholen. Solche Beschwerden können Vorbote von Augeninfarkt, Schlaganfall oder Herzinfarkt sein. Eine gründliche Diagnostik (Blutgerinnung, Herzuntersuchung, Ultraschall der Halsschlagadern) zum Ausschluss möglicher Risikofaktoren ist unbedingt erforderlich.

Wie kommt es zum Arterienverschluss, und was sind die Folgen?

Ursachen für einen Arterienverschluss können Bluthochdruck, Herzrhythmusstörungen und Entzündungen sein

Kleine Blutklumpen, die durch Herzrhythmusstörungen, Entzündungen oder Verengungen im Blutgefäßsystem entstehen, werden angeschwemmt und führen an anderer Stelle zum Verschluss einer Arterie. Man spricht von einer Embolie.

Durch einen Arterienverschluss wird die Zufuhr von sauerstoffreichem Blut unterbrochen. Es kommt zu einer grau-weißlichen Schwellung der Netzhaut und nach 90 min zu einer bleibenden Schädigung (◘ Abb. 6.5).

Was kann man zur Vorbeugung gegen Arterienverschluss tun?

Den wichtigsten Stellenwert hat die Suche nach einer Quelle für das Blutgerinnsel. Die Ultraschalluntersuchung des Herzens

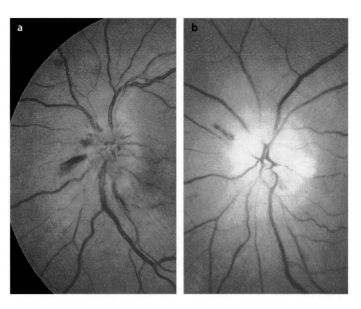

◘ **Abb. 6.5** Sehnervinfarkt. **a** Geschwollener Sehnervkopf mit Blutungen am Rand. **b** Blasse Papillenschwellung. (Quelle: Grehn 2019)

(Echokardiographie), der Halsgefäße (Karotis-Doppler-Sonographie) und die Überprüfung der Blutgerinnung gehören zur Diagnostik. Bereits eingetretene Schäden können zwar hierdurch nicht beseitigt werden; man kann aber mögliche Risiken für weitere Gefäßverschlüsse erkennen und durch gezielte Behandlung verringern.

Patienten mit Herzrhythmusstörungen erhalten zur Vorbeugung gegen Blutklumpenbildung blutverdünnende Medikamente (Aspirin, Marcumar). Höhergradige Verengungen im Bereich der Halsschlagader (Karotisstenose) können vom Gefäßchirurgen beseitigt werden, ein Schlaganfall (Apoplex) wird so verhindert.

Welche Behandlungsmöglichkeiten gibt es beim Arterienverschluss?

Eine nachgewiesene wirksame Therapie bei Arterienverschluss gibt es bisher nicht.

Eine Massage des Augapfels kann auch vom Laien als Sofortmaßnahme versucht werden. Hierbei drückt man im Liegen bei geschlossenem Auge mit Blick nach unten den Augapfel langsam in die Augenhöhle, hält den Druck für etwa 5 s, um dann plötzlich loszulassen. Wenn man Glück hat, löst sich der Gefäßverschluss auf. Diese Massage sollte aber nicht länger als 10 min lang durchgeführt werden.

Der Augendruck sollte überprüft und bei erhöhten Werten medikamentös schnell gesenkt werden, um die Durchblutung zu fördern.

Patienten mit einem frischen Arterienverschluss, der nicht älter als eine Woche ist, sollten stationär auf einer Stroke Unit überwacht werden (s. Abschn. 6.3). Sie haben ein erhöhtes Risiko, einen Schlaganfall zu entwickeln.

Eine Riesenzellentzündung (Horton-Erkrankung) muss immer sofort ausgeschlossen werden, da in diesen Fällen die Erblindung droht.

> Eine Massage des Augapfels kann als Sofortmaßnahme versucht werden

Was ist die Riesenzellentzündung (Morbus Horton), welche Beschwerden sind typisch für diese Erkrankung?

Kopf-, Schulter- und Kauschmerz sind typisch für das Krankheitsbild. Allgemeinsymptome wie Müdigkeit, Gewichtsabnahme, Schwäche, Fieber, Depressionen treten auf; die Betroffenen fühlen sich schlecht. Leider wird diese Erkrankung häufig nicht oder zu spät erkannt; Qual und Dunkelziffer sind

> Horton-Krankheit: Schläfenkopfschmerz, Kauschmerz, Gewichtsverlust sind typisch

6

hoch. Manchmal wird sie fälschlicherweise für eine Migräne gehalten, andere Patienten werden mit Antidepressiva behandelt. Die richtige Diagnose wird oft erst gestellt, wenn eine plötzliche einseitige Erblindung wie ein Paukenschlag die Diagnose nahelegt.

Wie genau entsteht die Horton-Krankheit, und wie behandelt man sie?

Beim Morbus Horton entzünden sich die Arterien, besonders die Schläfe ist betroffen; eine derb verhärtete Schläfenarterie (Arteria temporalis) fällt auf. Berührt man die Schläfe, löst das Schmerz aus. Den Puls kann man dort wegen der knotigen Verdickung der Arterie nicht tasten. Manchmal hängt auch das Oberlid, man nennt das Ptosis.

Die Ursache liegt ganz woanders und lässt sich leicht feststellen: Die Entzündungswerte im Blut, besonders die Blutsenkungsgeschwindigkeit (BSG), sind extrem erhöht, da es sich um eine Entzündung der Arterien handelt. Diese einfache Blutuntersuchung ist für die Diagnostik beim Morbus Horton entscheidend.

Bleibt die Erkrankung unerkannt und unbehandelt, so kommt es zu einem Infarkt am Sehnervkopf, dieser schwillt an und wird blass. Die Folgen: eine dramatische Sehverschlechterung auf dem betroffenen Auge und ein Gesichtsfeldausfall in der unteren Hälfte.

Ist die Erkrankung erst so weit fortgeschritten, muss rasch gehandelt werden. Das betroffene Auge ist verloren, es geht jetzt nur noch darum, das andere Auge zu retten und den Patienten vor der beidseitigen Erblindung zu bewahren. Unbehandelt erblinden 75 % der Patienten beidseitig, im schlimmsten Fall entzünden und verschließen sich weitere Blutgefäße. Mögliche Folgen: Herzinfarkt, Schlaganfall; es besteht Lebensgefahr.

Welche Behandlung hilft bei der Horton-Krankheit?

Die Kortisonbehandlung rettet das Partnerauge

Dabei ist die Behandlung so einfach: Eine hoch dosierte Kortisonbehandlung lässt die Entzündung rasch abheilen, die betroffenen Patienten blühen regelrecht wieder auf. Ist die akute Entzündung wieder abgeklungen, so hält man die Entzündung mit einer niedrig dosierten Kortison-Dauertherapie in Schach.

Die Höhe der Dosis richtet sich nach den jeweiligen Entzündungswerten im Blut. Auch hier ist die BSG wichtig.

Schon beim Verdacht auf einen Morbus Horton muss sofort hoch dosiert mit Kortison behandelt werden. Später kann, sofern nötig, die Verdachtsdiagnose in Ruhe gesichert und ein Ultraschall der Schläfenarterie gemacht oder eine Gewebeprobe zum Pathologen geschickt werden. Der Verdacht bestätigt sich, wenn der Pathologe die Zeichen der Gefäßentzündung findet.

Wie entstehen Venenverschlüsse, und welche Folgen haben sie?

Blutklumpen, die am Ort ihrer Entstehung zum Gefäßverschluss führen, nennt man Thromben. Gefäßwandveränderungen durch Bluthochdruck und Diabetes sind die Hauptursache. Aber auch schlechte Blutflusseigenschaften („zu dickes Blut") oder ein zu hoher Augendruck können Auslöser von Venenverschlüssen sein.

Durch den Verschluss wird das sauerstoffarme Blut gestaut. Prall gefüllte Adern, streifige Blutungen und die Schwellung von Netzhautmitte (Makula) und Sehnerv sind die Folge (🖸 Abb. 6.6).

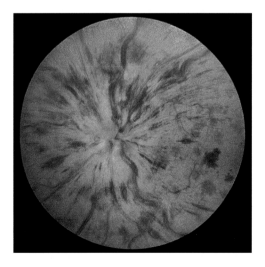

🖸 **Abb. 6.6** Gefäßverschluss der Zentralvene. Blutungen, Netzhaut- und Sehnervkopfschwellung. (Quelle: Grehn 2019)

6

Welche Komplikationen können durch Gefäßverschlüsse entstehen?

Bleibt eine einseitige Sehverschlechterung unbemerkt und liegt zum Beispiel ein Venenverschluss vor, so entsteht eine Minderdurchblutung (Ischämie) in Teilen der Netzhaut. Mögliche Folge: krankhafte Gefäßneubildungen an Netzhaut und Regenbogenhaut (Iris). Wird der Kammerwasserabfluss durch solche Irisgefäße behindert, entsteht eine Augendruckerhöhung.

Bei einem Venenverschluss an der Netzhaut muss man regelmäßig den Augeninnendruck kontrollieren, da das Risiko eines Glaukoms erhöht ist.

Ursachen für eine plötzliche Sehverschlechterung ist meist ein Gefäßverschluss der Netzhautmitte (Makula). Es kann sowohl eine Netzhautarterie als auch eine Netzhautvene betroffen sein. Beim Arterienverschluss kommt es zu einer mangelnden Durchblutung der Netzhaut in den betroffenen Bezirken. Die Folge ist eine Netzhautschwellung (Ödem). Beim Verschluss einer Vene kann das Blut nicht mehr abfließen. Es kommt zu einem Rückstau ins umliegende Gewebe. Blutungen in die Netzhaut entstehen. Gefäßverschlüsse von Gefäßen der Randbereiche bleiben häufig unbemerkt oder sind Zufallsbefunde bei einer Routinekontrolle.

Wie behandelt man Gefäßverschlüsse?

Bei mangelnder Durchblutung sollte die Netzhaut vorbeugend gelasert werden

Die Ursache muss zunächst in Zusammenarbeit mit Hausärzten, Internisten und Kardiologen behandelt werden.

Bei Venenverschlüssen kann der Augenarzt anhand einer Fotoserie vom Augenhintergrund feststellen, ob es sich um eine mangelnde Durchblutung (Ischämie) handelt. In diesem Fall muss man die Netzhaut vorbeugend lasern, um krankhafte Gefäßneubildungen, die zu Blutungen führen würden, zu vermeiden.

Besteht eine Makulaschwellung, so werden spezielle Medikamente (sogenannte VEGF-Hemmer) oder Kortison ins Auge gespritzt, um die Schwellung zu behandeln (s. ▶ Kap. 4).

6.3 Schlaganfall (Apoplex) – Gesichtsfeldausfall, Doppelbilder

Wie entsteht ein Schlaganfall (Apoplex)?

Durchblutungsstörung und Blutung sind die Hauptursachen für einen Schlaganfall

Durchblutungsstörung (Ischämie) und Hirnblutung sind die Hauptursachen für einen Schlaganfall. Risikofaktoren für

Durchblutungsstörungen sind Arteriosklerose, Bluthochdruck, Herzrhythmusstörungen und eine Verengung der Halsschlagader (Karotisstenose). Die Hirnblutung entsteht meist durch Bluthochdruck und Blutgefäßaussackung (Aneurysma).

Welche Risikofaktoren für Durchblutungsstörungen sind bekannt?

- Bluthochdruck
- Erhöhte Blutfette (Cholesterin)
- Nikotin (Rauchen)
- Starker Alkoholkonsum
- Hormonmedikamente (Pille)

Was genau ist eine TIA (transitorische ischämische Attacke)?

Eine vorübergehende Durchblutungsstörung (Ischämie) im Gehirn nennt man transitorische ischämische Attacke (TIA). Kurzfristig treten ähnliche Beschwerden wie beim Schlaganfall (Apoplex) auf. Diese bilden sich aber spätestens nach einem Tag wieder zurück. Auch wenn sich die Beschwerden schon nach 10 min wieder zurückbilden, darf diese „Warnung" nicht unbeachtet bleiben, und die Betroffenen müssen sofort auf einer spezialisierten Schlaganfalleinheit (Stroke Unit) untersucht werden. Unbehandelt erleiden 10–30 % der Patienten später einen Schlaganfall, daher ist die vorbeugende Behandlung in diesen Fällen besonders wichtig.

Auch Patienten mit einer TIA sollten sofort auf einer Stroke Unit untersucht werden

Welche Beschwerden macht ein Schlaganfall?

Je nach Lage der Durchblutungsstörung im Gehirn können folgende Beschwerden auftreten: Halbseitenlähmung (Hemiplegie), Sprachstörungen, Kribbeln in einer Körperhälfte, Schluckstörungen, Schwindel, Bewusstseins- und Sehstörungen.

Schlaganfallsymptome sind Halbseitenlähmung, Sprachstörungen, Kribbeln in einer Körperhälfte, Schluckstörungen, Schwindel, Bewusstseins- und Sehstörungen

Schlaganfall – wie sichert der Arzt die Diagnose?

Bildgebende Verfahren (Computertomographie und Magnetresonanztomographie) des Kopfes sind für die Diagnostik entscheidend. Beim Schlaganfall erkennt man so genau Lage und Ausmaß der Durchblutungsstörung oder Blutung.

Welche Fragen sind bei unklaren Sehstörungen wichtig?
- Sind die Beschwerden ein- oder beidseitig?
- Traten die Beschwerden plötzlich oder allmählich auf?
- Halten die Beschwerden an, oder waren sie vorübergehend?
- Bestehen Kopfschmerzen?
- Traten Begleitsymptome wie Kribbeln in einer Körperhälfte auf?

6

Bei den Sehstörungen stehen die vorübergehende Erblindung (Amaurosis fugax) und Gesichtsfeldausfälle im Vordergrund. Hierbei können Gesichtsfeldausfälle auch in Form von Flimmerbildern vorkommen. Anhand der Ausdehnung eines Gesichtsfelddefektes lassen sich Rückschlüsse auf die genaue Lage der Veränderung ziehen, die zur Unterbrechung des Weges der Sehinformation führt.

Was ist eine Stroke Unit (Schlaganfallstation)?

Bei Schlaganfall muss man so schnell wie möglich in die nächste Stroke Unit

Eine Stroke Unit ist eine Abteilung in einem Krankenhaus, auf der sich verschiedene Fachärzte um Patienten mit Schlaganfall, Verdacht auf einen Schlaganfall und Risikopatienten kümmern. Neurologen, Kardiologen, Radiologen und manchmal auch Neurochirurgen und Gefäßchirurgen arbeiten hier Hand in Hand. Computertomograph (CT), Magnetresonanztomograph (MRT) und Ultraschallgerät stehen hier zu Verfügung, um Betroffene optimal zu versorgen.

Welche Behandlungsmöglichkeiten bei Gefäßverschluss gibt es?

Eine Lysetherapie wird nur innerhalb der ersten 4,5 h durchgeführt

Eine Therapiemöglichkeit ist die sogenannte Fibrinolyse. Dabei wird ein Medikament in eine Vene geleitet, mit dem man versucht, das Gerinnsel aufzulösen. Dieses Verfahren wird bei einem frischen Schlaganfall (Apoplex) eingesetzt, wenn keine Kriterien vorliegen, die gegen solche eine Behandlung sprechen. Dies muss im Einzelfall entschieden werden. In jedem Fall ist die 4,5 h Regel extrem wichtig. Eine Lysetherapie wird nur bei einem frischen Gefäßverschluss (innerhalb von 4,5 h) durchgeführt.

Wie entsteht ein Halbseitenausfall (Hemianopsie) im Gesichtsfeld?

Durchblutungsstörung, Hirntumor oder Blutung können zum halbseitigen Gesichtsfeldausfall führen (◘ Abb. 6.7). Bei dem Halbseitenausfall (Hemianopsie) sieht der Betroffene mit beiden Augen nur die Hälfte des Gesichtsfeldes. Er kann so zum Beispiel auch nur die Hälfte der Sehprobenzeichen erkennen. Die Sehschärfe kann dabei vollständig erhalten sein.

Beim „Scheuklappenphänomen" ist beidseits die Schläfenseite betroffen. Weitaus häufiger kommt es aber zum beidseitigen Ausfall der rechten oder linken Gesichtsfeldseite. Man spricht hier vom homonymen Ausfall.

> Beim Halbseitenausfall sieht der Betroffene nur die Hälfte des Gesichtsfeldes

Unterschiedlich weite Pupillen (Anisokorie) – welche Ursachen kann das haben?

Die Pupille wird von der Regenbogenhaut (Iris) umgeben. Diese wirkt wie eine Blende. Sie enthält Muskeln zur Pupillenerweiterung und zur Engstellung. Sinneszellen der Netzhaut leiten Lichtreize weiter ans Gehirn. Unsere Pupillen reagieren entsprechend: Wir haben enge Pupillen bei Helligkeit. Im Dunkeln, bei Freude, Schrecken und Angst werden unsere Pupillen weit.

Durch die Verschaltung der Reizleitung im Gehirn ist die Pupillenreaktion beim Gesunden seitengleich. Selbst bei einem erblindeten Auge reagiert die Pupille mit. Krankhafte Veränderungen an der Regenbogenhaut, am Reizleitungssystem oder Ausfälle im Gehirn können zu unterschiedlich weiten Pupillen führen; man spricht von Anisokorie. Augenarzt

> Beim Gesunden ist die Pupillenreaktion seitengleich

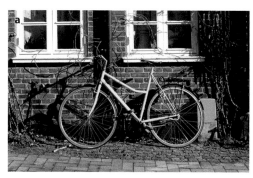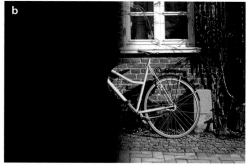

◘ **Abb. 6.7** Gesichtsfeldausfall. **a** Normales Bild. **b** Halbseitenausfall (Foto: shutterstock, Carsten Medom Madsen). (Quelle: Hartmann und Goertz 2013)

und Neurologe können durch gezielte Untersuchung feststellen, wo genau die Ursache der Störung liegt. Dazu wird die Lichtreaktion der Pupillen beider Augen geprüft. Dies geschieht für beide Augen getrennt und auch bei abwechselnder Beleuchtung (Swinging-Flashlight-Test). Der Seitenvergleich ist wichtig.

Welchen Stellenwert hat die Beurteilung der Pupillenweite?

Bei bewusstlosen Patienten ist die Pupillenbeurteilung besonders wichtig

Beidseitig weite, lichtstarre Pupillen findet man bei Hirntumoren, Migräne, Epilepsie, im Koma sowie als Nebenwirkung von Kokain und Parkinsonmedikamenten. Die Pupillenbeurteilung bei bewusstlosen Patienten ist besonders wichtig, daher sollten bei ihnen keine Augentropfen zur Pupillenerweiterung angewendet werden.

Stauungspapille – wenn Neurologe und Augenarzt einen Hirntumor erkennen

Schwerwiegende Gehirnveränderungen wie Tumor, Gefäßaussackung, Blutung oder Entzündung können Ursache für einen erhöhten Hirndruck sein. Dabei kommt es zu einem plötzlich auftretenden Seitenunterschied in der Pupillenweite (Anisokorie). Meist klagen die Betroffenen zusätzlich über starke Kopfschmerzen. Es besteht Lebensgefahr.

Mit dem Augenspiegel können Augenarzt oder Neurologe den Sehnervkopf beurteilen. Besteht beidseits eine Sehnervkopfschwellung (Stauungspapille), so erhärtet sich der Verdacht (◘ Abb. 6.8).

Eine neu entstandene Stauungspapille verursacht meist weder eine Sehverschlechterung noch Ausfälle im Gesichtsfeld. Erst eine länger andauernde Stauung führt durch Schäden am Sehnerv und zu Ausfällen im Gesichtsfeld; man spricht von einer Optikusatrophie.

Was genau ist das Horner-Syndrom?

Besonders auffällig ist eine einseitig weite oder enge Pupille. Beim Horner-Syndrom findet man eine einseitig enge Pupille (Miosis) in Kombination mit einem hängenden Oberlid (Ptosis) und einem zurückgesunkenen Augapfel (Enophthalmus). Bildgebende Verfahren (CT, MRT) bringen rasch Klarheit über die genaue Ursache.

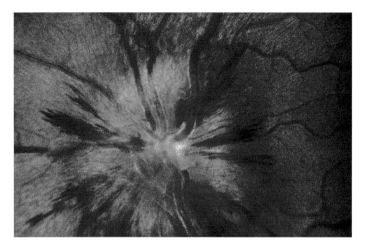

Abb. 6.8 Stauungspapille. Der Sehnervkopf ist durch Druck stark geschwollen und daher unscharf begrenzt. (Quelle: Grehn 2019)

Wie kommt es zu Doppelbildern beim beidäugigen Sehen?

Ein Doppelbild kann durch Fehlstellung eines Auges beim beidäugigen Sehen entstehen. In diesem Fall treffen die Sehachsen beider Augen nicht zusammen, es entstehen 2 Bilder. Wir können unser Sehen aber durch Gedächtnisleistung so steuern, dass auch bei geöffneten Augen ein Bild unterdrückt wird, um störende Doppelbilder zu vermeiden. Gelingt dies nicht, so sehen die Betroffenen doppelt.

Doppelbilder werden von den Betroffenen nicht nur als störend empfunden, sie verunsichern im Alltag und können Ängste auslösen. Beim Lähmungsschielen treten sie meist plötzlich auf.

Beim Lähmungsschielen treten plötzlich Doppelbilder auf

Welche Ursachen kann ein Lähmungsschielen haben?

Doppelbilder können durch Lähmung einer oder mehrerer Augenmuskeln entstehen. Bei der Lähmung eines der Hirnnerven treten typische Einschränkungen der Augenbeweglichkeit in bestimmten Blickrichtungen auf. Patienten mit Lähmungsschielen gleichen Ausfälle durch typische Kopfhaltungen zur Vermeidung von Doppelbildern aus. Durch die Untersuchung der Augenbeweglichkeit können Orthoptistin und Augenarzt leicht feststellen, welcher Muskel gelähmt ist.

6

Was genau ist eine Orthoptistin?

Der Beruf der Orthoptistin beschäftigt sich speziell mit dem Erkennen und Behandeln von Erkrankungen, die das beidäugige Sehen betreffen. Sie arbeitet in der „Sehschule".

Dort wird Mithilfe von Untersuchungslampe und Abdecktest wird der Blick in alle 6 Blickrichtungen geprüft. Dabei wird der Hornhautreflex, den die Untersuchungslampe auf die Hornhaut wirft, beobachtet. Verschiebt sich der Hornhautreflex, so ist das ein Hinweis auf eine Lähmung.

Wie werden Augenmuskellähmungen behandelt?

Typische Lähmungen sind bei der Suche nach der Ursache zielführend

Zusätzlich zu den oben beschriebenen typischen Lähmungen gibt es je nach Lage der Schädigung noch viele andere Kombinationen von Ausfällen. Augenarzt oder Neurologe können anhand der Ausfälle die mögliche Lage des Defektes genau zuordnen und mithilfe bildgebender Verfahren (Magnetresonanztomographie oder Computertomographie) gezielt nach Tumoren, Blutungen oder Durchblutungsstörungen suchen. Bei angeborenen Lähmungen ist keine Abklärung erforderlich.

Doppelbilder beim Erwachsenen entstehen zu einem Zeitpunkt, bei dem die krankhafte Augenstellung keinen Einfluss mehr auf die Sehschärfe hat. Eine Sehschwäche (Amblyopie) kann sich beim Erwachsenen nicht mehr bilden.

Durchblutungsstörungen verursachen meist Lähmungen im Bereich des 3. oder 6. Hirnnervs. Sie bilden sich in der Regel von allein zurück, daher sollte man abwarten. Zur Beseitigung von Doppelbildern kann man in der Wartezeit das betroffene Auge mit prismatischen Gläsern versorgen oder mit Mattglas oder -folie abdecken. Eine Operation ist frühestens nach einem Jahr zu erwägen, wenn die Beschwerden fortbestehen.

Wie verhindern prismatische Gläser Doppelbilder?

Prismengläser brechen einfallendes Licht so, dass das Bild des betrachteten Gegenstandes verlagert wird und Doppelbilder verhindert werden. Besonders bei Abweichungen in der Höhe und beim Lähmungsschielen werden solche Gläser eingesetzt.

Warum haben Patienten mit Lähmung des 3. Hirnnervs keine Doppelbilder?

Bei der Lähmung des 3. Hirnnervs (Nervus oculomotorius) verhindert ein hängendes Oberlid die Entstehung von Doppelbildern. Hebt der Augenarzt bei der Untersuchung das betroffene Oberlid an, so fällt auf, dass das Auge nach außen abweicht. Auch Hebung und Senkung können eingeschränkt sein.

Ist auf der betroffenen Seite auch die Pupille weit und bestehen heftige Kopfschmerzen, so besteht Lebensgefahr, da eine Hirnblutung aus einem erweiterten Blutgefäß (Aneurysma) die Ursache sein kann. Lähmungen ohne Pupillenerweiterung hingegen sind meist auch Folge einer Durchblutungsstörung bei Zuckerkrankheit.

> Bei der Lähmung des 3. Hirnnervs verhindert ein hängendes Oberlid die Entstehung von Doppelbildern

Der 4. Hirnnerv ist gelähmt – welche Folgen hat das?

Ist der 4. Hirnnerv (Nervus trochlearis) gelähmt, so fällt der Betroffene seinen Angehörigen dadurch auf, dass er seinen Kopf auf eine Seite neigt. Bewegt der Arzt bei der Untersuchung den Patientenkopf abwechselnd nach rechts und links, wird die Lähmung deutlich: Das betroffene Auge weicht beim Blick zur Nase nach oben ab. Schädelverletzung, Hirntumor und die Aussackung an einem Hirngefäß (Aneurysma) sind mögliche Ursachen. Durch neurologische Untersuchung und bildgebende Verfahren (CT, MRT) muss die Ursache für diese Lähmung gefunden werden.

Welches typische Beschwerdebild entsteht bei der Lähmung des 6. Hirnnervs?

Eine Lähmung des 6. Hirnnervs (Nervus abducens) führt dazu, dass das betroffene Auge plötzlich nur noch wenig nach außen bewegt werden kann. Doppelbilder beim Blick in diese Richtung sind die Folge. Die häufigste Ursache dieser Augenmuskellähmung sind Durchblutungsstörungen bei Zuckerkrankheit (Diabetes mellitus). Sie kann aber in seltenen Fällen auch Folge von erhöhtem Hirndruck bei Hirntumor sein.

> Bei der Abduzenslähmung kann das betroffene Auge nur eingeschränkt nach außen bewegt werden

6

Die Gesichtslähmung (Fazialisparese) – wenn der 7. Hirnnerv gelähmt ist

Bei einer Gesichtslähmung sollte das Auge vor dem Austrocknen geschützt werden

Eine Schädigung des 7. Hirnnervs (Nervus facialis) hat eine Gesichtslähmung zur Folge. Das betroffene Auge kann nicht mehr vollständig geschlossen werden. Es besteht die Gefahr der Austrocknung mit Schädigung der empfindlichen Hornhaut des Auges. Ein Uhrglasverband, der eine feuchte Kammer bietet, und die regelmäßige Anwendung von pflegender Augensalbe sind wichtig, um Schäden an der Hornhaut vorzubeugen. Meist bildet sich diese Lähmung langsam wieder zurück. Sie tritt häufig in Verbindung mit einem Schlaganfall (Apoplex) auf.

Was ist ein Uhrglasverband?

Der Uhrglasverband – hilfreich bei Gesichtslähmung

Massive Augenverletzungen, die einen vollständigen Lidschluss unmöglich machen, erfordern den Uhrglasverband. Er besteht aus einem Pflaster und einer Kunststoffkammer (in Uhrglasform), die das Auge vor dem Austrocknen schützt. Solche Verbände sind auch bei unvollständigem Lidschluss nach Gesichtslähmung (Fazialisparese) hilfreich.

Myasthenie – wenn die Oberlider im Tagesverlauf immer schwerer werden

Bei der Myasthenie kommt es zur schmerzlosen Muskelschwäche

Im Tagesverlauf wechselnde Befunde, die sich nicht genau zuordnen lassen, sind typisch für eine Erkrankung der Augenmuskeln, die schmerzlose Muskelschwäche (Myasthenie). Das beidseitig hängende Oberlid ist hier richtungweisend. Bei dieser Erkrankung ist die Signalübertragung zwischen Nerv und Muskel gestört. Antikörper blockieren die körpereigenen Muskeln: Es kommt zur schmerzlosen Muskelschwäche.

6.4 Multiple Sklerose (MS) – wenn der Sehnerv erkrankt

Was genau ist die multiple Sklerose (MS) für eine Erkrankung?

Manchmal ist die Sehnerventzündung der erste Hinweis auf eine multiple Sklerose

Die multiple Sklerose (MS) ist eine schleichende, entzündliche Erkrankung des Nervensystems. Es kommt zu

Entmarkungsherden in Gehirn und Rückenmark. Die Folgen: Schwäche und Taubheitsgefühl in den Beinen sowie Sehstörungen. 30 % der Betroffenen bekommen im Verlauf dieser Erkrankung eine Sehnerventzündung. Auch Doppelbilder durch Störungen der Augenbeweglichkeit kommen vor.

Welche Beschwerden macht eine Sehnerventzündung?

Der Patient sieht auf dem betroffenen Auge schlecht, und ein Gesichtsfeldausfall ist richtungsweisend. Zusätzliche Beschwerden sind ein Druckgefühl und Schmerzen bei Augenbewegungen.

Sehnerventzündung: Internist, Neurologe, HNO-Arzt und Augenarzt sollten zusammenarbeiten

Bei der Sehnerventzündung kann der vordere oder der hintere Anteil des Sehnervs betroffen sein.

Bei der vorderen Sehnerventzündung (Papillitis) ist der Sehnerv geschwollen, weiß-gelblich verfärbt und unscharf begrenzt. Bei ungünstigem Verlauf kommt es durch Schwund (Atrophie) des Sehnervs zur Erblindung. Die hintere Sehnerventzündung tritt meist einseitig auf und zeigt bei der Untersuchung keinen Befund.

Welche anderen Ursachen kann eine Sehnerventzündung haben?

Ursachen für die vordere Sehnerventzündung können neben der multiplen Sklerose auch Infekte der oberen Luftwege sein, besonders bei Kindern.

Auch Vergiftungsschäden durch Tabak und Alkohol sind als Ursache möglich. Hier treten die Sehstörungen jedoch meist beidseitig auf. Eine Entzündung nach Zeckenbiss (Borreliose) oder Infektionen wie Tuberkulose und Syphilis sind möglich.

Zur Diagnostik sollte daher immer auch eine Untersuchung beim Internisten, Neurologen und HNO-Arzt erfolgen. Mit der MRT lassen sich Entzündungsherde entdecken, beispielsweise bei der multiplen Sklerose. Zum Ausschluss einer Entzündung durch Borreliose, Tuberkulose oder Syphilis sollte sicherheitshalber eine Labordiagnostik erfolgen.

Bei Kindern sind virale Erkrankungen der oberen Luftwege häufige Ursache. Der HNO-Arzt sollte betroffene Kinder untersuchen.

6.5 Schwindel (Vertigo) – was sind die Ursachen?

Wie entsteht Schwindel?

Man unterscheidet zwischen Dreh- und Schwankschwindel

Die unangenehme Empfindung „Mir ist schwindlig" umfasst neben den Schwindelerkrankungen – man unterscheidet zwischen Dreh- und Schwankschwindel – auch jene Störungen, die fachlich nicht als Schwindel bezeichnet werden. Hierzu zählen Missempfindungen durch Schielen und eine zu starke oder zu schwache Brille, aber auch das Unwohlsein bei Herzschwäche oder Herzrhythmusstörungen.

Der eigentliche Schwindel (Vertigo) entsteht durch die fehlende Übereinstimmung von visueller Information und Innenohrinformation, die Auge und Ohr ans Gehirn weiterleiten. In unserem Innenohr befindet sich das Gleichgewichtsorgan: die Bogengänge. Sie sind dreidimensional angeordnet und enthalten Sinneszellen, die die genaue Position unseres Kopfes im Raum ermitteln. Unsere Augen liefern zeitgleich Bilder ans Gehirn. Schwindel entsteht dann, wenn die visuelle Information nicht mit der Lageinformation übereinstimmt.

Bei einer Achterbahnfahrt wird uns schwindlig, weil wir unnatürlich schnell bewegt werden; uns fehlt ein Fixpunkt. Hier entsteht Schwindel durch die extrem schnelle Bildfolge, die uns eine eigene Bewegung vorgaukeln, obwohl wir im Sessel sitzen. Dieser Schwindel ist kein Grund zur Besorgnis, sondern ein Zeichen für ein intaktes Gleichgewichtsorgan.

Welche krankhaften Ursachen kann Schwindel (Vertigo) haben?

Entzündungen, Verletzungen oder Durchblutungsstörungen des Gleichgewichtsorgans im Innenohr führen zu Schwindel und zu „schwankenden Bildern", der sogenannten Oszillopsie.

Bei der multiplen Sklerose kann es ebenfalls zu Schwindel und zur Oszillopsie kommen; hier sind krankhafte Veränderungen im Gehirn die Ursache.

Schwindel kann auch durch manche Formen von Migräne verursacht werden.

Gehörgang, Mittelohr, Innenohr – wie genau hören wir?

Membranschwingungen im Innenohr regen die Hörzellen an

Ohrmuschel und äußerer Gehörgang leiten die ankommenden Schallwellen zum Trommelfell weiter. Über die

Gehörknöchelchen der Paukenhöhle (Hammer, Amboss und Steigbügel) im Mittelohr wird der Schall verstärkt und gelangt zum Innenohr. Hier ist die Hörschnecke für unser Hören zuständig. Membranschwingungen führen über Flüssigkeitsverschiebungen im Innenohr zur Anregung der Hörzellen. Sie sind so angeordnet, dass wir an verschiedenen Orten der Hörschnecke unterschiedliche Tonhöhen wahrnehmen.

Das Menière-Syndrom – Schwindel, Schwerhörigkeit und Ohrgeräusch

Das gleichzeitige Auftreten von Schwindel, Schwerhörigkeit und Ohrgeräusch ist typisch für die Menière-Krankheit (Morbus Menière). Auch ein zusätzliches Augenzittern (Nystagmus) kommt vor.

Schwindel, Schwerhörigkeit und Ohrgeräusch: das Menière-Syndrom

Beim Menière-Syndrom kommt es durch eine Druckerhöhung im Bereich des Flüssigkeitssystems im Innenohr zu Störungen. Zuerst ist dabei meist die Spitze der Hörschnecke betroffen; sie ist für die tiefen Töne zuständig. Die Folge: Tiefe Töne werden schlechter gehört. Die Betroffenen empfinden das Hören auf dem betroffenen Ohr als höher.

Durchblutungsfördernde Medikamente, wie beispielsweise das Betahistin, und ein Training für das Gleichgewichtsorgan haben sich bewährt.

Wo finden Betroffene Hilfe, wo gibt es Schwindelambulanzen?

Obwohl Schwindel ein häufiges Beschwerdebild ist, gibt es leider kaum Einrichtungen, die auf diese Erkrankung spezialisiert sind. Viele betroffene Patienten müssen „von Pontius zu Pilatus laufen", bis ihre Beschwerden gezielt behandelt werden. HNO-Ärzte, Neurologen, Kardiologen und Augenärzte müssen dafür unter einem Dach zusammenarbeiten. Manche Universitätskliniken haben solche Schwindelambulanzen eingerichtet.

6.6 Schilddrüsenerkrankung – wenn die Augen hervortreten

Wie genau entsteht die Basedowsche Krankheit?

Die Augenhöhle ist das Zuhause unserer Augen. Hier sind sie weich gebettet. Bei der Basedowschen Krankheit kann

6

sich dieses weiche Polster entzünden. Antikörper sind die Ursache. Sie werden gegen körpereigenes Gewebe gebildet und lassen die Schilddrüse und die Umgebung der Augen erkranken. An der Schilddrüse kann es zu einer Vergrößerung kommen, man spricht von einer Struma. Auch eine Überfunktion ist möglich. Der Körper zeigt die typischen Veränderungen. Die Hände zittern, im Hals ein Kloßgefühl, das Herz rast, als hätte man gerade einen 100-m-Lauf gewonnen. Schweiß tritt aus den Poren, nachts wälzt man sich schlaflos hin und her. Bei der Basedow-Krankheit besteht kein Zusammenhang zwischen dem Grad der Schilddrüsenfunktionsstörungen und den Augen-Symptomen. Manchmal bleiben die Symptome auf die Schilddrüse beschränkt. Kommt es zu Augenveränderungen, spricht man von der endokrinen Orbitopathie.

Welche Symptome sind typisch für den Morbus Basedow?

Morbus Basedow (Basedowsche Krankheit): Lidschwellung, hervortretende Augen, zurückgezogene Oberlider

Die Entzündung kann, nachdem sie die Augenlider erobert und zur Schwellung gebracht hat, weiter über die Augenhöhle und die äußeren Augenmuskeln bis zum Sehnerv vordringen. Sie kann sehr variieren, ein- oder beidseitig auftreten. Schreitet die Entzündung fort, so nimmt das Volumen im Inneren der knöchernen Augenhöhle weiter zu. Da die Augenhöhle nicht mitwachsen kann, treten die Augen hervor, ein sogenannter Exophthalmus entsteht.

In der Augenhöhle findet man vor allem Binde- und Fettgewebe, aber auch die Tränendrüse und die äußeren Augenmuskeln. Werden sie von der Entzündung erfasst, kommt es zu Bewegungsstörungen der Augen. Die Folge: Doppelbilder.

Die Entzündung der Tränendrüse kann die Tränenproduktion einschränken. Die Betroffenen bekommen trockene Augen. Sind die Lidheber-Muskeln betroffen, ziehen sich die Oberlider zurück, die Augenwirken zusätzlich vergrößert. Wenn das Oberlid es schließlich nicht mehr schafft, das Auge zu bedecken, wird der vollständige Lidschluss verhindert. Hornhautentzündungen sind mögliche Folgen. Schreitet die Entzündung weiter fort, kommt es im schlimmsten Fall zur Sehnervschädigung mit Sehverschlechterung und Gesichtsfeldausfällen.

Welche Untersuchungsmethoden bringen Klarheit?

Bildgebende Verfahren bringen Klarheit über den Grad der Veränderungen. Im Ultraschallbild sind diese Muskelverdickungen gut sichtbar. CT und MRT ergänzen die Diagnostik. Ein Tumor kann so ausgeschlossen werden.

Welche Risikofaktoren sollten Betroffene vermeiden?

Risikofaktoren für eine Augenbeteiligung sind neben Stress vor allem das Rauchen. Raucher sind besonders gefährdet. Je mehr ein Patient mit Basedow-Krankheit raucht, desto eher treten Augenveränderungen auf.

Stress und Nikotinkonsum sind Risikofaktoren für die Basedow-Krankheit

Wie behandelt man die endokrine Orbitopathie?

Die Behandlung richtet sich nach dem Grad der Ausprägung. Bestrahlung, Kortisonbehandlung und Operation an den Augenmuskeln sind neben künstlichen Tränen wichtige Behandlungsmöglichkeiten. Der Kopf sollte beim Schlafen hochgelagert werden. Meist kommt es im Verlauf sogar zur Rückbildung der Beschwerden.

Stark ausgeprägte Krankheitsbilder sind bei der endokrinen Orbitopathie glücklicherweise eher selten. Sie sollten jedoch entschlossen behandelt werden. Manche Patienten haben Angst vor den Nebenwirkungen der Kortisonbehandlung oder Bestrahlung. Sie ist jedoch objektiv nicht begründet, da engmaschige Kontrollen und eine niedrige Strahlendosis diese Behandlungen sicher und wirkungsvoll machen.

Vorsorgeuntersuchungen

Inhaltsverzeichnis

© Der/die Autor(en), exklusiv lizenziert an Springer-Verlag GmbH, DE, ein Teil von Springer Nature 2023
B. Hartmann und W. Goertz, *Rote Augen, Grauer Star, Kranke Makula*,
https://doi.org/10.1007/978-3-662-67683-7_7

7.1 Fahrtauglichkeit

Warum sollte man seine Fahrtauglichkeit prüfen lassen?

Ärzte unterliegen der Schweigepflicht

Ehe wir zum „Aber" kommen, müssen wir sagen: Es ist wundervoll, dass unsere Lebenserwartung durch die Medizin in den letzten Jahrzehnten deutlich gestiegen ist.

Wir werden immer älter. Viele von uns sind Autofahrer. Wichtig ist, dass wir im Alter unsere Fahrtauglichkeit regelmäßig testen lassen, damit jeder von uns seine Fähigkeiten richtig einschätzen kann. Nur so kann man Gefahrensituationen und Unfälle vermeiden.

Ärzte unterliegen der Schweigepflicht, natürlich werden Ergebnisse der Messung nicht an Behörden weitergegeben.

Was genau spielt für die Fahrtauglichkeit eine Rolle?

Sehvermögen, Beweglichkeit und Reaktionsvermögen sind für die Fahrtauglichkeit wichtig

Stau, Dunkelheit, Regen und unübersichtliche Baustellen, wer kennt das nicht.

Die Anforderungen im Straßenverkehr sind in den letzten Jahren allerdings deutlich gestiegen.

Seh- und Reaktionsvermögen sind für die Fahrtauglichkeit wichtig. Natürlich spielt auch die Beweglichkeit, beispielsweise für den Schulterblick, beim Autofahren eine Rolle.

Ab welchem Alter sollte man seine Fahrtauglichkeit prüfen lassen?

Ab dem 60. Lebensjahr sollte man seine Fahrtauglichkeit alle 2 Jahre prüfen lassen

Beim Augenarzt kann man seine Augen im Hinblick auf die Fahrtauglichkeit überprüfen lassen.

Das Reaktionsvermögen können Hausarzt und Neurologe bewerten. Nur wenn man seine Fahrtauglichkeit prüfen lässt, kann man sicher sein, dass man noch alle Anforderungen für das Autofahren erfüllt.

Ab dem 40. Lebensjahr ist solch eine Untersuchung alle fünf Jahre sinnvoll. Hat man die 60 Jahre überschritten, sollte man seine Fahrtauglichkeit im Abstand von 2 Jahren prüfen lassen.

Natürlich kann aber auch schon bei jüngeren Menschen die Fahrtauglichkeit eingeschränkt sein. Herz-Kreislauf-Erkrankungen oder Medikamente mit entsprechenden Nebenwirkungen sind dann meist die Ursache.

Krankheiten wie Schlaganfall, Herzinfarkt, Demenz oder Parkinson-Krankheit können die Fahrtauglichkeit frühzeitig einschränken.

Was kann ich für den Erhalt meiner Fahrtauglichkeit tun?

Wenn man trotz guter Sicht bemerkt, dass man unsicherer beim Autofahren wird, dann sollte man seine Fahrsicherheit trainieren. Der Allgemeine Deutsche Automobil-Club (ADAC) bietet den Fahr-Fitness-Check mit einem qualifizierten Fahrlehrer und auch das Fahrsicherheitstraining an.

Man kann auch einfach in der Fahrschule seiner Wahl mal wieder eine Fahrstunde nehmen, beispielsweise wenn man mehrere Monate keinen Pkw geführt hat und sich unsicher fühlt.

Routine ist beim Autofahren wichtig. Auch Assistenzsysteme können beispielsweise bei Bewegungseinschränkungen extrem hilfreich sein. Alle diese Angebote sollten wir annehmen. Sie unterstützen uns beim Autofahren und erhöhen die Sicherheit.

Fahr-Fitness-Check und Fahrsicherheitstraining sind hilfreich

Was genau sollte man tun, wenn man bemerkt, dass ein Angehöriger eigentlich nicht mehr Autofahren sollte?

Niemand mag den erhobenen Zeigefinger, auch lässt man sich nicht gern ungefragt Ratschläge geben, schon gar nicht im Alter. Jeder von uns möchte sich seine Mobilität möglichst lange erhalten, daher ist die Fahrtauglichkeit meist ein unerwünschtes Thema.

Als Angehöriger muss man daher extrem behutsam vorgehen. Ein günstiger Zeitpunkt für ein Gespräch muss gefunden werden. Natürlich spricht man das Thema nicht beim Kaffeetrinken am Sonntag vor der versammelten Familie an. In Ruhe, in einem Vier-Augen-Gespräch sollte man deutlich machen, dass man sich Sorgen macht.

Was genau misst der Augenarzt, wenn er die Fahrtauglichkeit testet?

Der Augenarzt überprüft Sehschärfe, Gesichtsfeld, Blendempfindlichkeit, Kontrastsehen und Farbensehen. Dabei wird die

Sehschärfe mit Beleuchtung und auch in der Dämmerung geprüft.

Diese Messungen zur Fahrtauglichkeit werden nicht von den gesetzlichen Krankenkassen übernommen. Sie werden als individuelle Gesundheitsleistungen (IGeL) angeboten (siehe ▶ Abschn. 7.2).

Natürlich sollten Autofahrer ihre Brillenstärke regelmäßig kontrollieren lassen. Eine neue Brille kann manchmal extrem hilfreich sein, besonders im Straßenverkehr.

Ab welcher Sehschärfe darf man keinen Pkw mehr führen?

Ab einer Sehschärfe unter 50 % auf dem besseren Auge darf man keinen Pkw mehr führen

Ab einer Sehschärfe unter 50 % auf dem besseren Auge darf man keinen Pkw mehr führen.

Im Zweifelsfall kann ein augenärztliches Gutachten hilfreich sein, hierbei wird individuell beurteilt, welche Einschränkungen es gibt.

Schlechtes Dämmerungssehen und erhöhte Blendempfindlichkeit sollten Betroffene dazu veranlassen, bei Dunkelheit keinen Pkw mehr zu führen (◘ Abb. 7.1).

Was ist das Gesichtsfeld?

Das Gesichtsfeld eines Auges ist der Teil des Raumes, den man ohne Blickbewegungen sieht

Das Gesichtsfeld eines Auges ist der Teil des Raumes, den man in Ruhe und ohne Blickbewegungen sieht. Der größte Teil unseres Sehens spielt sich im zentralen Gesichtsfeld ab. Die Randbereiche unseres Gesichtsfeldes dienen der Orientierung im Raum und schützen uns im Alltag vor auftauchenden Gefahren, etwa im Straßenverkehr.

Beide Augen zusammen umfassen etwa ein Gesichtsfeld von 180 Grad in der Breite, 70 Grad nach unten und 60 Grad nach oben. Am äußeren Rand des Gesichtsfeldes kann man keine Muster und keine unbewegten Objekte mehr erkennen.

Wie wird das Gesichtsfeld gemessen?

Das Gesichtsfeld wird für beide Augen getrennt untersucht

Die Gesichtsfelduntersuchung (Perimetrie) erlaubt eine genaue Aussage über Lage und Größe von Gesichtsfeldausfällen. Zur Gesichtsfeldprüfung stehen mehrere Messmethoden zur Verfügung.

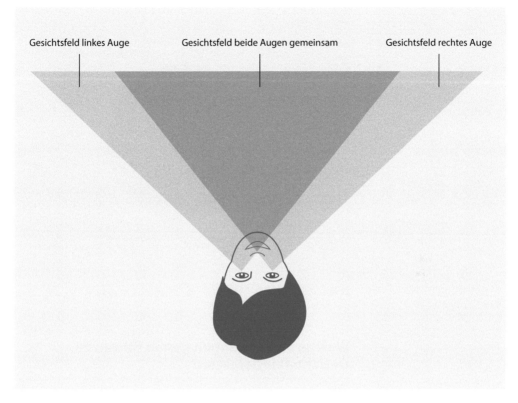

Gesichtsfeld linkes Auge   Gesichtsfeld beide Augen gemeinsam   Gesichtsfeld rechtes Auge

☑ **Abb. 7.1** Gesichtsfeld. Alles, was wir mit unbewegten Augen und ruhiger Kopfhaltung sehen können, gehört zu unserem Gesichtsfeld. (Quelle: Hartmann und Goertz 2013)

Meist werden computergesteuerte Messgeräte verwendet. Das Gesichtsfeld wird für beide Augen getrennt untersucht. Dabei sitzt der Patient vor einer Halbkugel und blickt fest auf einen Punkt im Zentrum. Das Perimeter bietet nun Lichtpunkte an verschiedenen Stellen der Halbkugel an. Erkennt der Prüfling sie, so soll er dies durch Knopfdruck signalisieren. Wird eine Prüfmarke nicht erkannt, so steigert der Computer ihre Helligkeit so lange, bis die Lichtmarke erkannt wurde. Die Mitarbeit des Patienten ist für das Ergebnis entscheidend.

Für Patienten, die mit dem computergesteuerten Messverfahren nicht zurechtkommen, wird das Goldmann-Perimeter verwendet. Der Patient blickt auch bei diesem Verfahren auf einen Fixpunkt. Es wird nun mit einem sich bewegenden Testpunkt, der sich von außen den Gesichtsfeldgrenzen nähert, festgestellt, wie groß das Gesichtsfeld für diesen – in Größe und Helligkeit gleichbleibenden – Lichtpunkt ist (☑ Abb. 7.2).

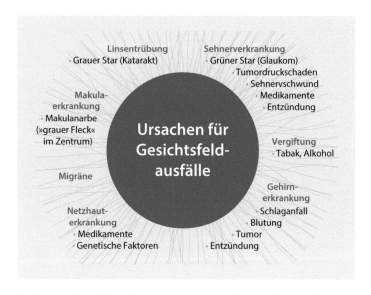

7

◘ **Abb. 7.2** Mögliche Ursachen für Gesichtsfeldausfälle. (Quelle: Hartmann und Goertz 2013)

Welche Erkrankungen genau führen zu Gesichtsfelddefekten?

Augenkrankheiten
und Erkrankungen
im Gehirn können zu
Gesichtsfeldausfällen führen

Augenkrankheiten wie Linsentrübung (grauer Star), grüner Star (Glaukom), Netzhaut- und Sehnerverkrankungen sind die Hauptursachen für Gesichtsfeldausfälle. Beim grauen Star entsteht der Gesichtsfelddefekt durch reduzierten Lichteinfall auf die Netzhaut. Auch ein hängendes Oberlid (Ptosis) kann einen Gesichtsfelddefekt verursachen.

Erkrankungen des Gehirns können ebenfalls zu einem Gesichtsfeldausfall führen. Besonders zu nennen sind hier Schlaganfall (Apoplex), Hirntumor und Hirnblutung. In diesen Fällen werden Sehbahn oder Sehrinde geschädigt. Da sich die Nervenfasern beider Augen treffen und auf ihrem Weg durch das Gehirn zum Teil auf die Gegenseite kreuzen, entstehen typische Gesichtsfelddefekte. Diese geben wichtige Hinweise auf den Ort der Erkrankung und führen so mithilfe bildgebender Verfahren (Computertomographie, Magnetresonanztomographie) zur genauen Diagnose (◘ Abb. 7.3).

Wie genau entstehen schlechtes Dämmerungssehen und Nachtblindheit?

Häufig führt eine
Linsentrübung (grauer Star)
zu schlechtem Sehen bei
Dämmerung

Eine klare Hornhaut und Augenlinse sind für das Dämmerungssehen genauso wichtig wie eine gesunde Netzhaut und

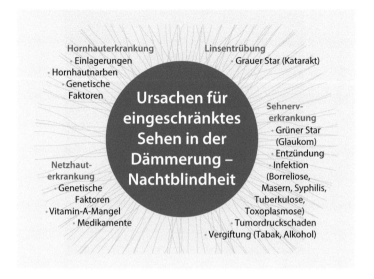

◘ **Abb. 7.3** Mögliche Ursachen für eingeschränktes Dämmerungssehen (Nachtblindheit). (Quelle: Hartmann und Goertz 2013)

ein gesunder Sehnerv. Besonders häufig führt eine Linsentrübung (grauer Star) zu schlechtem Sehen bei Dämmerung.

Natürlich sind auch saubere Autoscheiben und gute Scheinwerfer die Voraussetzung für eine gute Sicht.

Unser Dämmerungssehen hängt entscheidend von gut funktionierenden Sehzellen in den Randbereichen unserer Netzhaut ab. Hier, im äußeren Bereich der Netzhaut, überwiegen die Stäbchen. Sie enthalten das Sehpigment (Rhodopsin), das für das Dämmerungssehen wichtig ist. Bei manchen Augenkrankheiten fallen sie aus, beispielsweise bei der Retinopathia pigmentosa. Es kommt zum eingeschränkten Dämmerungssehen und im Extremfall zur Nachtblindheit (◘ Abb. 7.4).

Was genau ist die Retinopathia pigmentosa für eine Erkrankung?

In der Netzhaut des Auges befinden sich die für das Sehen notwendigen Sinneszellen (Zapfen und Stäbchen). Sie werden von der Farbzellschicht (Pigmentepithel) versorgt. Die Retinopathia pigmentosa ist eine genetisch bedingte Erkrankung, bei der diese Sehzellen und die Funktion der Farbzellschicht langsam fortschreitend zerstört werden. Ursache dieser Erkrankung ist meist ein Gendefekt; die Veränderung im Erbgut kann familiär bedingt sein oder durch Zufall neu entstehen.

Patienten mit Retinopathia pigmentosa bemerken Nachtblindheit und Gesichtsfeldausfälle

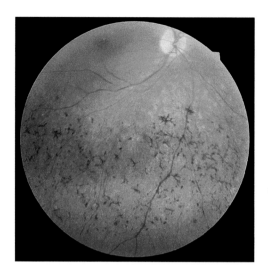

Abb. 7.4   Retinopathie pigmentosa mit typischen dunklen Pigmentklumpen in den Randbereichen der Netzhaut. (Quelle: Grehn 2019)

Sowohl Zapfen als auch Stäbchen sind betroffen. Der Schaden im Stäbchensystem überwiegt jedoch. Die Patienten bemerken Nachtblindheit, langsam nachlassende Sehkraft, Einschränkung des Gesichtsfeldes bis hin zum „Flintenrohr-Gesichtsfeld". Bei der Augenuntersuchung findet man die typischen, Knochenkörperchen ähnelnden Farbstoffeinlagerungen in den äußeren Netzhautbereichen, Gefäßverengungen und einen blassen Sehnervkopf.

7.2   Individuelle Gesundheitsleistungen (IGeL)

Was genau ist eine individuelle Gesundheitsleistung (IGeL)?

1999 haben sich Augenärzte in Deutschland für ein Versorgungsprogramm stark gemacht. Dieses ist jedoch dem Rotstift der Gesundheitspolitik zum Opfer gefallen. Wird eine Erkrankung festgestellt, so übernehmen die Krankenkassen die Kosten für die medizinisch notwendigen Untersuchungen, für Medikamente und, falls erforderlich, für Laserbehandlungen und Operationen.

Die Kosten für Vorsorgeuntersuchungen müssen jedoch von den Patienten selbst getragen werden. Diese „individuellen Gesundheitsleistungen" (IGeL) werden nach der Gebührenordnung für Ärzte (GOÄ) abgerechnet. Die Steigerungssätze, mit denen Ärzte abrechnen, variieren zwischen dem

1,0- und 3,5-fachen Steigerungssatz; der 2,3-fache Steigerungssatz ist üblich.

Welche Vorsorgeuntersuchung im Einzelfall angeraten ist, sollte man mit dem behandelnden Augenarzt besprechen. Dort kann man auch die genauen Kosten für diese „IGeL" erfragen.

Diese variieren von Augenarzt zu Augenarzt.

> **Diese Vorsorgeuntersuchungen werden beim Augenarzt angeboten**
> - Glaukom-Vorsorge
> - Pachymetrie (Messung der Hornhautdicke)
> - Tomographie der Sehnervköpfe (HRT, OCT)
> - Makula-Vorsorge
> - Autofahrer-Sehleistungs-Test
> - Vorsorge für Bildschirmarbeitsplätze
> - (Amblyopie-Screening – Vorsorge bei Kindern)

Glaukom-Vorsorge: Welche Untersuchungen sind sinnvoll?

Die Glaukom-IGeL ist eine Vorsorgeuntersuchung auf grünen Star (Glaukom); Sehnervkopfbeurteilung und Augendruckmessung sind enthalten. Diese Vorsorgeuntersuchung wird ab dem 40. Lebensjahr alle 2 Jahre empfohlen, nach dem 60. Lebensjahr sind jährliche Kontrollen ratsam. Zusätzlich kann man auch die Nervenfaserschichtdicke vermessen lassen. Der Nerve Fiber Analyser (GDx) ist ein Messgerät, mit dem man diese messen kann.

Glaukom-IGeL, GDx, Pachymetrie und Tomographie des Sehnervs sind zur Glaukom-Vorsorge sinnvoll

Die Pachymetrie ist eine wichtige Messung der Hornhautdicke. Sie ergänzt den „Glaukom-IGeL". Hier gilt: Je dünner die Hornhaut, desto höher ist das Risiko, einen grünen Star zu bekommen.

Bei Tomographie der Sehnervköpfe ermöglichen Schichtaufnahmen die genaue Vermessung der Sehnervköpfe. Die Messung ist besonders wichtig bei grenzwertigem Augendruck, grünem Star (Glaukom) in der Verwandtschaft, schwer zu beurteilendem Sehnervkopf und zur Verlaufskontrolle bei bestehendem Glaukom (siehe ► Abschn. 7.3).

Tomographie (Schichtaufnahmen) des Sehnervs – was messen HRT und OCT?

Bei der HRT (Heidelberger Retina-Tomographie) wird die Oberfläche des Sehnervkopfes mit einem Messlaser vermessen und

HRT und OCT werden schmerzfrei und ohne Pupillenerweiterung durch Augentropfen durchgeführt

die Daten werden zu einem Relief zusammengesetzt. So kann man Höhen und Tiefen des Sehnervkopfes genau bewerten.

Bei der OCT (optische Kohärenztomographie) wird eine Vermessung des Sehnervkopfes auch in der Tiefe durchgeführt. Schichtaufnahmen stellen Nervenfaser- und Ganglienzellschicht dar. Die Auswertung zeigt, ob der Sehnerv gesund ist oder ob bereits eine Schädigung eingetreten ist, beispielsweise beim Glaukom.

Beide Untersuchungen sind völlig schmerzfrei und können bei normaler Pupillenweite durchgeführt werden. Eine Pupillenerweiterung mit Augentropfen ist hierzu nicht erforderlich.

Makula-Vorsorge: Wie kann man eine kranke Makula erkennen?

Mit einer Tomographie der Makula kann man sehr genau erkennen, ob die Makula krank ist

Manche von uns haben Sorge, eine kranke Makula zu haben, bei Diabetes oder wenn man Familienangehörige hat, die eine Makuladegeneration (AMD) haben. In diesen Fällen bringt die Tomographie von der Makula Klarheit. Die OCT (optische Kohärenztomographie) der Makula macht kleinste Veränderung der Netzhautmitte sichtbar.

Natürlich ist zusätzlich auch die regelmäßige Selbstkontrolle mit dem Amsler-Gitter-Test wichtig (siehe ▶ Kap. 4).

Autofahrer-Sehleistungs-Test – wichtig für die Sicherheit im Straßenverkehr

Der Augenarzt überprüft Sehschärfe, Gesichtsfeld, Blendempfindlichkeit, Kontrastsehen und Farbensehen (siehe ▶ Abschn. 7.1). Diese Untersuchung sollte ab dem 40. Lebensjahr alle 5 Jahre durchgeführt werden. Ab dem 60. Lebensjahr ist ein Abstand von 2 Jahren für die Überprüfung der Fahrtauglichkeit beim Augenarzt sinnvoll.

Vorsorge für Bildschirmarbeitsplätze (ehemals G37)

Das Ziel ist eine optimale Gestaltung des Arbeitsplatzes

Diese Untersuchung ist für alle Patienten wichtig, die einen Bildschirmarbeitsplatz haben.

Sie besteht aus einem Test des Sehvermögens und dient dazu, gesundheitliche Beschwerden durch die Bildschirmarbeit zu vermeiden. Auch eine Bildschirmbrille kann bestimmt werden. Sehschärfe, Gesichtsfeld, Farbensehen, Kontrastsehen, räumliches Sehen und die Akkommodation werden geprüft.

Unter Akkommodation verstehen wir die Fähigkeit zur Scharfeinstellung in der Ferne und der Nähe. Diese nimmt ab dem 45. Lebensjahr deutlich ab. Wir brauchen dann eine Lesebrille.

Zusätzlich sind für die Bildschirmarbeit wichtig: Körperhaltung, Blickwinkel zum Bildschirm, Sehabstand, Kontrast und Ausleuchtung. Das Ziel ist eine optimale Gestaltung des Arbeitsplatzes.

Diese Untersuchung ist für den Arbeitnehmer freiwillig. Sie ist ein Angebot. Die Kosten für diese arbeitsmedizinische Leistung werden vom Arbeitgeber bezahlt. Man sollte dies aber vorher mit dem Arbeitgeber besprechen.

Amblyopie-IGeL – Vorsorge bei Kindern

Eine Sehschwäche (Amblyopie) kann in den ersten Lebensjahren – ungefähr bis zum 7. Lebensjahr – entstehen, wenn die Sehleistung eines Auges schlechter ist als die des anderen. Häufige Ursache sind Fehlsichtigkeit und Schielen. Beides kann bei einer Vorsorgeuntersuchung zwischen dem 2. und 3. Lebensjahr festgestellt und behandelt werden. Besteht eine Fehlsichtigkeit, wird eine Brille verordnet. Zeigen sich Unterschiede in der Sehschärfe, wird das bessere Auge mit einem Augenpflaster stundenweise abgeklebt. Das schwächere Auge wird so geschult, und eine Sehschwäche (Amblyopie) kann in den meisten Fällen verhindert werden.

> Die Vorsorgeuntersuchung beim Augenarzt zwischen dem 2. und 3. Lebensjahr ist extrem wichtig

Manche Augenärzte führen diese Untersuchung durch, ohne dass zusätzliche Kosten für die Eltern entstehen, da man besonders Familien mit Kindern unterstützen möchte. Kinder sind unsere Zukunft. Andere Augenärzte bieten die „Amblyopie-IGeL" als Vorsorgeuntersuchung kostenpflichtig an.

Es ist richtig, dass diese Vorsorgeuntersuchungen aktuell als „IGeL" angeboten werden dürfen. Eltern müssen dann für die Vorsorgeuntersuchung bezahlen. Jeder niedergelassene Augenarzt kann das für seine Praxis individuell entscheiden. Zu diesem Thema gibt es unterschiedliche Meinungen, auch unter Augenärzten. Fakt ist: Die Vorsorgeuntersuchung ist extrem wichtig, da ansonsten die Gefahr besteht, dass eine Sehschwäche auf einem Auge entsteht, die vermeidbar wäre (siehe ▶ Abschn. 7.8).

7.3 Grüner Star (Glaukom) – warum Früherkennung so wichtig ist

Was ist der grüne Star, und welche Rolle spielt der Augendruck bei dieser Erkrankung?

Der grüne Star (Glaukom) ist eine Erkrankung des Sehnervkopfes

Der Sehnervkopf (Papille) ist die Stelle, an der alle Nervenfasern der Netzhaut zusammentreffen. Der grüne Star (Glaukom) ist eine Erkrankung des Sehnervkopfes mit Gesichtsfeldausfällen. Der Augendruck kann beim grünen Star sowohl erhöht als auch normal sein. Man spricht in diesem Fall vom Normaldruckglaukom. Eine reine Augendruckerhöhung (okuläre Hypertension) liegt vor, wenn noch keine Schäden am Sehnerv entstanden sind und das Gesichtsfeld noch völlig intakt ist. Der normale Augendruck liegt bei 10–21 mmHg (Millimeter Quecksilbersäule). Er kann aber auch bei gesunden Augen im Tagesverlauf sehr schwanken. Daher sind Augendruckmessungen zu verschiedenen Tageszeiten bei der Diagnostik sinnvoll.

Das Auge wird im vorderen Augenabschnitt vom Kammerwasser ausgefüllt, das überwiegend von den Ziliarkörperzellen gebildet wird. Der Hauptabfluss erfolgt durch das Trabekelwerk (siehe ◘ Abb. 5.2) So wird ein gewisser Augendruck aufgebaut. Störungen beim Abfluss führen zu einer Augendruckerhöhung und zu Schäden am Sehnerv. In schweren Fällen kann es zusätzlich zu Hornhautveränderungen und Durchblutungsstörungen an der Regenbogenhaut kommen.

Wann bin ich besonders gefährdet, einen grünen Star zu bekommen?

Risikofaktoren für einen grünen Star sind
- Augendruckerhöhung
- Großer Sehnerv
- Geringe Hornhautdicke
- Glaukom in der Familie
- Kurzsichtigkeit
- Dunkle Hautfarbe
- Höheres Lebensalter
- Migräne
- Einnahme von Steroiden (Kortison)
- Niedriger Blutdruck
- Spielen von bestimmten Blasinstrumenten (Oboe, Fagott, Trompete, Horn)

Es ist statistisch erwiesen, dass die Wahrscheinlichkeit, an einem grünen Star zu erkranken, mit dem Lebensalter steigt. 15 % aller Menschen, die älter als 80 Jahre sind, haben ein Glaukom. Viele wissen es leider nur nicht.

Warum sollte man eine augenärztliche Vorsorgeuntersuchung auf grünen Star machen lassen, auch wenn man keine Beschwerden hat?

Der grüne Star ist eine der häufigsten Erblindungsursachen weltweit. Im Frühstadium sind die Betroffenen meist beschwerdefrei. Bleibt das Glaukom unentdeckt und unbehandelt, so nehmen die krankhaften Veränderungen am Sehnervkopf zu. Es kommt im schlimmsten Fall sogar zur Erblindung. Der schleichende, symptomlose Krankheitsverlauf führt dazu, dass viele Glaukome unerkannt bleiben, daher sind Vorsorgeuntersuchung zur Früherkennung so wichtig.

Eine Vorsorgeuntersuchung auf grünen Star sollte ab dem 40. Lebensjahr alle 2 Jahre erfolgen. Nach dem 60. Lebensjahr wird eine Kontrolle einmal pro Jahr empfohlen. Bei besonderen Risikogruppen sind zum Teil aber auch häufigere Kontrollen notwendig.

Bleibt beispielsweise der grüne Star (Glaukom) unentdeckt – und unbehandelt –, so kommt es langsam fortschreitend zu Veränderungen am Sehnervkopf. Seine Mulde, man spricht von der Exkavation, vergrößert sich. Mögliche Folgen: Gesichtsfeldausfälle, allmähliche Sehverschlechterung, im schlimmsten Fall Erblindung.

Ursache für diese Veränderungen kann ein erhöhter Augeninnendruck sein (Normalwert: 10–21 mmHg), aber auch bei normalen Augendruckwerten kann es zu krankhaften Veränderungen am Sehnervkopf kommen; man spricht dann vom Normaldruckglaukom.

Manche Medikamente können, auch wenn sie „nur" als Augentropfen verwendet werden, eine Augendruckerhöhung und Schäden am Sehnervkopf bewirken. Besonders kortisonhaltige Medikamente lösen diese Nebenwirkung aus, daher sind regelmäßige Augendruckkontrollen und Sehnervuntersuchungen beim Augenarzt während einer Kortisonbehandlung besonders wichtig.

> Vorsorge zur Früherkennung von grünem Star: 40. bis 60. Lebensjahr alle 2 Jahre, ab dem 60. Lebensjahr jährlich

Welche Vorsorgeuntersuchungen beim grünen Star gibt es?

Wichtige Vorsorgeuntersuchungen auf grünen Star (Glaukom) sind: „Glaukom-IGeL", Vermessung der Nervenfaserdicke (GDx), Vermessung der Hornhautdicke (Pachymetrie) und Tomographie des Sehnervkopfes (siehe ▶ Abschn. 7.2).

Da der Augeninnendruck sehr schwanken und im Tagesverlauf erhöht und normal sein kann, ist eine Augendruckmessung nur in Verbindung mit der Beurteilung des

Sehnervkopfes geeignet. Diese Vorsorgeuntersuchung, die sogenannte „Glaukom-IGeL", beinhaltet beides (siehe ▶ Abschn. 7.2).

Die Messung der Hornhautdicke ist eine sinnvolle Ergänzung zur „Glaukom-IGeL". Hier gilt: Je dünner die Hornhaut, desto höher ist das Risiko, einen grünen Star zu bekommen.

Bei der Laser-Scanning-Polarimetrie mit dem GDx wird die Dicke der Nervenfaserschicht mit einem Laser gemessen und computergestützt ausgewertet. Eines der frühesten Krankheitszeichen ist die Abnahme der Dicke der Nervenfaserschicht. Daher spielt diese Messung bei der Früherkennung des Glaukoms eine wichtige Rolle, genauso wie die Tomographie.

Bei der Tomographie des Sehnervkopfes wird die Papille mithilfe eines dreidimensionalen Bildes genau vermessen. Da die Sehnervköpfe auch bei gesunden Augen im Hinblick auf Farbe (Grad der Durchblutung), Größe und Form der Mulde (Exkavation) sehr variieren können, ist eine Beurteilung manchmal schwierig. In diesen Fällen hilft diese computergestützte Vermessung weiter, da die genaue Dokumentation eine Verlaufskontrolle erleichtert. Häufig kann ein anfänglicher Krankheitsverdacht auch ausgeräumt werden. Beim Seitenvergleich kann eine ausgeprägte Seitendifferenz der Sehnervköpfe zum Verdacht auf Durchblutungsstörungen der Halsschlagadern (Karotiden) führen. In diesen Fällen wird eine Ultraschalluntersuchung veranlasst. Liegt eine starke Verengung der Halsschlagadern vor, so wird vom Gefäßchirurgen operiert und der Patient wahrscheinlich vor einem Schlaganfall (Apoplex) bewahrt.

Die regelmäßige Vorsorgeuntersuchung bei Augenarzt ist wichtig – nicht nur fürs scharfe Sehen. Bei manchem kann sie lebensrettend sein.

7.4 Zuckerkrankheit – wichtige Vorsorge beim Augenarzt

Übergewicht vermeiden – die richtige Ernährung ist für unsere Gesundheit wichtig

Krankenkassen bieten Ernährungsberatungen für ihre Mitglieder an

Täglich Fertignahrung aus der Kühltheke im Supermarkt oder vom Schnellimbiss, zwischendurch Schokoriegel, dazu Sorgen und Probleme im häuslichen Bereich oder am Arbeitsplatz. Zum Trost abends Chips und Limonade auf dem Sofa. Das sind die Dinge, die krank machen.

Zwei Drittel aller Männer und die Hälfte aller Frauen haben in Deutschland Übergewicht. Das sind Zahlen vom Robert-Koch-Institut (RKI). Mit dem Body-Mass-Index (BMI) kann jeder von uns berechnen, wo er steht. Alter, Körpergröße und Körpergewicht sind für den BMI entscheidend.

Die Formel zum BMI: Körpergewicht in Kilogramm geteilt durch Körpergröße in Metern zum Quadrat. Ein Wert unter 25 ist das Ziel.

Übergewicht und Bewegungsmangel begünstigen Krankheiten beispielsweise Bluthochdruck, Zuckerkrankheit, Krebs und natürlich auch Gelenkerkrankungen.

Betroffene haben häufig schon viele Diäten ausprobiert und sind mit ihrer Situation richtig unglücklich. Meist hilft keine dieser Diäten langfristig. Man muss sich mit einer Ernährungsberatung helfen lassen, die Ursache suchen, Grundlegendes ändern, nur so kommt man zum Ziel. Krankenkassen bieten für ihre Mitglieder Ernährungsberatungen an, in Online-Kursen oder auch individuell. Betroffene sollten bei ihrer Krankenkasse nachfragen, welche Angebote es dort gibt, und sie nutzen.

Warum gibt es Kinder mit Übergewicht und einem Altersdiabetes?

Übergewichtige Kinder haben meist auch übergewichtige Eltern. Wir sind die Vorbilder für unsere Kinder. Besonders erschreckend ist, dass die Zahl der übergewichtigen Kinder zunimmt, teilweise haben sie sogar schon einen Altersdiabetes (Typ-2-Diabetes).

Sie leiden richtig unter dem Übergewicht, werden oft gehänselt. Besonders mit diesem Wissen, sollten betroffene Eltern sehr motiviert sein und auch ihre eigenen Ernährungsgewohnheiten überdenken und umstellen. In einem ersten Schritt sollte man Fertigprodukte und Süßigkeiten zwischendurch generell weglassen. Es ist kein Zauberwerk, selbst gesund zu kochen (◘ Abb. 7.5).

Es ist kein Zauberwerk, selbst gesund zu kochen

Wie häufig sollten Diabetiker zur Kontrolle zum Augenarzt?

Selbst bei gut eingestellter Zuckerkrankheit kann es zur Augenerkrankung kommen. Ein schlecht eingestellter Diabetes, Übergewicht, Bluthochdruck und Nikotinkonsum erhöhen

Regelmäßige Augenuntersuchungen sind für Diabetiker besonders wichtig, mindestens einmal jährlich

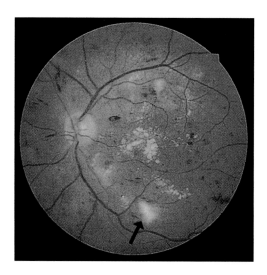

□ Abb. 7.5 Schwere Netzhautveränderungen durch Zuckerkrankheit mit Blutungen und Gefäßaussackungen (Aneurysmen). (Quelle: Grehn 2019)

das Risiko. Regelmäßige Vorsorgeuntersuchungen beim Augenarzt sind wichtig. Nur so lassen sich krankhafte Veränderungen rechtzeitig erkennen und behandeln.

Die erste Augenuntersuchung sollte möglichst rasch nach der Diagnosestellung erfolgen. Wurden keine Augenveränderungen festgestellt, so reicht eine Kontrolle einmal jährlich. Zeigen sich am Augenhintergrund bereits krankhafte Veränderungen, so sind halbjährliche Kontrollen sinnvoll. Eine wichtige Richtgröße zur Einschätzung der Lage ist der Zucker-Langzeitwert (HbA$_{1c}$-Wert). Er sollte nach Möglichkeit unter 7 % liegen.

Diabetes mellitus Typ 2 kommt durch Bewegungsmangel und Übergewicht. Typische Symptome sind Müdigkeit, Durst, Schwitzen, Zittern und nächtliche Wadenkrämpfe. Die Ursache ist Insulinmangel, weil die Bauchspeicheldrüse überfordert ist. Sie schafft es nicht, die erforderliche Menge Insulin zu bilden. Das Hormon Insulin sorgt dafür, dass Zucker (Glukose) aus dem Blut in Muskel- und Leberzellen aufgenommen wird; es senkt unseren Blutzuckerspiegel. Insulinmangel führt zu erhöhten Blutzuckerwerten.

Diät und Gewichtsreduktion sind für den Erfolg der Behandlung entscheidend. Von Diabetes Typ 1 spricht man, wenn die Insulinproduktion in der Bauchspeicheldrüse gestört ist. Die Betroffenen müssen regelmäßig Insulin spritzen.

Was kann man zur Vorbeugung gegen „Zuckerveränderungen" an den Augen tun?

Ein gut eingestellter HbA$_{1c}$-Wert – dieser sollte unter 7 % liegen –, aber auch ein gut eingestellter Blutdruck sind die beste Vorbeugung gegen diabetische Augenerkrankungen.

Beim Jugenddiabetes (Diabetes mellitus Typ 1) ist die Insulinproduktion in der Bauchspeicheldrüse gestört. Die Betroffenen müssen regelmäßig Insulin spritzen. Beim Altersdiabetes (Typ 2) hingegen wird durch Überernährung die Insulinproduktion in der Bauchspeicheldrüse überfordert; es wird nicht die erforderliche Insulinmenge gebildet. Diät und Gewichtsreduktion sind in diesen Fällen hilfreich.

Eine optimale Blutdruck- und Blutzuckereinstellung ist wichtig. Auch Risikofaktoren wie erhöhte Blutfette, Harnsäure (Gicht) und Nikotin (Rauchen) sollten korrigiert oder vermieden werden.

Zuckerkrankheit (Diabetes) und Bluthochdruck (Hypertonie) sind Erkrankungen, die zu Veränderungen an den Blutgefäßen im gesamten Körper führen können. Da sie anfangs keine Beschwerden verursachen und selbst bei gut eingestelltem Bluthochdruck und Diabetes auftreten können, sind regelmäßige Vorsorgeuntersuchungen besonders wichtig. Hierbei wird der Augenhintergrund bei erweiterter Pupille (Mydriasis) untersucht. Krankhafte Veränderungen am Augenhintergrund erlauben Rückschlüsse auf den Zustand der Blutgefäße im gesamten Körper. Für die weitere Therapie ist diese Information entscheidend.

> Ein HbA$_{1c}$-Wert unter 7 % und ein gut eingestellter Blutdruck sind die beste Vorbeugung

Welche krankhaften Augenveränderungen kann der Augenarzt möglicherweise bei der Zuckerkrankheit finden?

Diabetische Veränderungen an der Netzhaut sind Gefäßaussackungen, punktförmige Blutungen und Fettablagerungen. Im fortgeschrittenen Stadium kommt es zur unkontrollierten Neubildung von Blutgefäßen, die einreißen und heftig bluten können. Im schlimmsten Fall kann es zu einer Netzhautablösung kommen. Die Schwellung der Netzhaut im Bereich der Netzhautmitte (Makula) kann schon im Frühstadium zu einer Sehverschlechterung führen.

Die Makulaschwellung kann eine leichte Sehverschlechterung, ein Verzerrtsehen und Farbsehstörungen verursachen. Manchmal haben die Betroffenen aber auch keinerlei

> Gefäßaussackungen, Blutungen und Fettablagerungen können an der Netzhaut entstehen

Beschwerden, obwohl ausgeprägte Netzhautveränderungen in der Makula eine Behandlung erforderlich machen. Regelmäßige Kontrollen beim Augenarzt sind daher für Diabetiker besonders wichtig, damit gegebenenfalls rechtzeitig behandelt werden kann.

Wann muss man behandeln, und welche Therapiemöglichkeiten stehen zur Verfügung?

Im fortgeschrittenen Stadium kommt es zu unkontrollierten Gefäßneubildungen (Proliferationen)

Sind Gefäßneubildungen entstanden, so ist die Laserbehandlung (möglichst im Frühstadium) erforderlich. Mit dem Laser setzt man kleine Herde, die zu Narben verheilen. Dieses Narbengewebe hat einen wesentlich geringeren Sauerstoffbedarf, und so wird die Bildung neuer krankhafter Gefäße gebremst. Bei einer Beteiligung der Netzhautmitte muss zunächst eine Fotoserie von der Netzhaut nach Gabe eines Farbstoffes (Fluoreszenzangiographie) gemacht werden. Anhand dieser Bilder kann gezielt gelasert werden. Hier hat die Laserbehandlung eine gefäßabdichtende, abschwellende Wirkung.

Erkrankt die Makula (Netzhautmitte) durch Zuckerkrankheit, wird meist mit Anti-VEGF-Medikamenten behandelt. Diese Medikamente werden ins Auge gespritzt. Dort unterdrücken sie krankhafte Gefäßneubildungen, indem sie die Wachstumsfaktoren gezielt hemmen (siehe ▶ Abschn. 6.1).

Kommt es zu einer Netzhautablösung oder Glaskörpereinblutung, so kann eine Glaskörperentfernung erforderlich werden; man spricht von einer Vitrektomie.

7.5 Kurzsichtigkeit (Myopie) – Gefahr einer Netzhautablösung

Das sind die besonderen Risikofaktoren für eine Netzhautablösung
- Kurzsichtigkeit (Myopie)
- Netzhautablösung am Nachbarauge (20 %)
- Netzhautablösung in der Familie
- Dünne Stellen in der Netzhaut
- Vorangegangene Operation des grauen Stars
- Netzhautrisse

Welche Erkrankungsrisiken haben kurzsichtige Augen?

Kurzsichtige Augen haben durch ihre Besonderheiten ein erhöhtes Risiko für eine Netzhautablösung. Bei der Untersuchung der Netzhaut mit erweiterten Pupillen (Mydriasis) wird besonders nach dünnen Stellen und Netzhautlöchern gesucht. Sie stellen ein Risiko für eine Netzhautablösung dar. Man kann diese Veränderungen vorbeugend lasern oder regelmäßig kontrollieren und so die Netzhautablösung in den meisten Fällen verhindern.

Das größte Risiko für die Netzhautablösung haben Patienten mit mittleren Werten (um −5.0 Dioptrien). Patienten mit einer höheren Kurzsichtigkeit (über −8.0 Dioptrien) haben dagegen häufiger krankhafte Veränderungen der Netzhautmitte (Makula).

Kurzsichtige haben generell auch ein erhöhtes Risiko für das Auftreten eines grünen Stars.

> Kurzsichtige Augen haben ein erhöhtes Risiko, eine Netzhautablösung zu bekommen

Welche Symptome können die Vorboten einer Netzhautablösung sein?

Hauptsymptome dieser Zugkräfte und Vorboten einer Netzhautablösung sind Lichtblitze, Rußflocken und „fliegende Mücken" (Mouches volantes). Die Sinneszellen unserer Netzhaut nehmen Lichtreize auf und leiten diese Informationen über den Sehnerv ans Gehirn weiter. So entstehen Bilder. Ein mechanischer Zug an der Netzhaut führt ebenfalls zur Reizung dieser Sinneszellen, wir bemerken dann Lichtblitze.

Glaskörperverdichtungen können solch eine mechanische Reizung auslösen, indem sie sich an die Netzhaut anheften und an ihr ziehen. Starke Zugkräfte an einer Schwachstelle der Netzhaut führen zum Netzhautriss. Ein sich senkender Vorhang und Gesichtsfeldausfälle sind typische Symptome einer bereits bestehenden Netzhautablösung (◘ Abb. 7.6).

> Lichtblitze, Rußwolken und „fliegende Mücken" können auf eine Netzhautablösung hinweisen

Wie entsteht ein Rußregen oder eine Rußwolke?

Bei der Entstehung eines Netzhautrisses können Netzhautgefäße einreißen und in den Glaskörper bluten. Auch Gefäßneubildungen können solche Blutungen verursachen. Wir nehmen Blut, das sich in unserem Auge befindet, dann als schwarze Rußwolke oder Rußregen wahr.

> Ein Rußregen kann durch eine Blutung in den Glaskörperraum verursacht werden

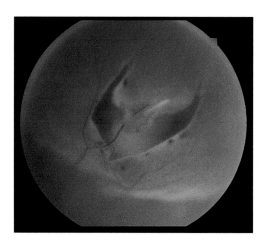

□ Abb. 7.6   Netzhautablösung durch Hufeisenriss. (Quelle: Grehn 2019)

7

Wie kommt es zu einer Netzhautablösung, was ist die Ursache?

Netzhautlöcher oder -risse können zu einer Netzhautablösung führen

Netzhautlöcher oder -risse können zur Ablösung der Netzhaut von ihrer Unterlage, dem retinalen Pigmentepithel, führen. Die Netzhaut liegt diesem nur wie eine Tapete an. Kommt es durch einen Netzhautriss zum Flüssigkeitsstrom unter die Netzhaut, so entsteht eine Abhebung. Schreitet dieser Prozess weiter fort, so kann sich auch die Netzhautmitte (Makula) abheben. Eine erhebliche plötzliche Sehverschlechterung ist die Folge.

Und wie genau entstehen Netzhautlöcher oder -risse?

Eine vorbeugende Laserbehandlung kann in vielen Fällen die Netzhautablösung verhindern

Dünne Stellen in der Netzhaut sind die Ursache, man spricht von degenerativen Veränderungen. Diese findet man besonders häufig bei kurzsichtigen Augen. Degenerative Netzhautveränderungen werden nach ihrem Aussehen benannt: Man findet Schneckenspuren, Gitterlinien und Rundlöcher. Kommen Zugkräfte auf den Glaskörper hinzu, kann es zu Netzhautrissen und zur Ablösung kommen.

Netzhautlöcher und dünne Stellen der Netzhaut stellen ein gewisses Risiko für eine Netzhautablösung dar. In diesen Fällen ist eine vorbeugende Laserbehandlung sinnvoll. Notwendig ist sie bei einem frischen Riss der Netzhaut, da hier das Risiko für eine Netzhautablösung deutlich erhöht ist. Auch wenn Familienangehörige (Eltern, Geschwister) oder

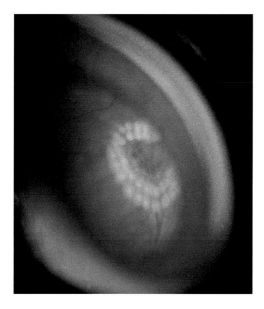

◩ **Abb. 7.7**   Gelasertes Netzhautloch. Man sieht 2 Reihen von hellen Laserherden, die das Netzhautloch abriegeln. (Quelle: Hartmann und Goertz 2019)

das Partnerauge betroffen sind, sollte vorsorglich gelasert werden. Durch eine Laserbehandlung kann man verdächtige Netzhautveränderungen umstellen und so in den meisten Fällen eine Netzhautablösung verhindern (◩ Abb. 7.7).

Wie behandelt der Augenarzt einen Netzhautriss mit Laser?

Netzhautrisse werden mithilfe von Laserherden abgeriegelt, wodurch ein Flüssigkeitsstrom unter die Netzhaut und somit eine Netzhautablösung verhindert wird. Bei der Laserbehandlung von Netzhautrissen verwendet man das Drei-Spiegel-Kontaktglas, das zuvor schon den Netzhautriss gut einsehbar dargestellt hat. Laserherde werden rund um den Riss zweireihig auf die noch anliegende Netzhaut gesetzt (siehe auch ◩ Abb. 6.4). Wichtig hierbei ist, dass der Riss komplett umstellt wird. Bereits abgehobene Netzhaut kann man nicht wieder festlasern, da der zur Lasernarbenbildung erforderliche Kontakt zur Unterlage, dem Pigmentepithel, fehlt.

Laserherde werden rund um den Riss zweireihig auf die noch anliegende Netzhaut gesetzt

Wie entsteht eine hintere Glaskörperabhebung, und welche Symptome treten auf?

Auch bei der hinteren Glaskörperabhebung kann eine Netzhautablösung entstehen

Altert der Glaskörper, so verändert sich seine Kollagenstruktur. Es kommt zur Verflüssigung und zur Abhebung von der angrenzenden Netzhaut. Geschieht dies nur teilweise, können bei der hinteren Glaskörperabhebung mechanische Zugkräfte auf die Netzhaut wirken, Lichtblitze sind die Folge. Verstärkt sich der Zug, so können auch bei der hinteren Glaskörperabhebung Netzhautrisse und eine Netzhautablösung entstehen.

Welche anderen Ursachen für Lichtblitze und Augenflimmern gibt es?

Flimmernde Gesichtsfeldausfälle sind für Migräne typisch

Niedriger Blutdruck (Hypotonie), Kreislaufschwäche (Anstrengung), aber auch Migräne können ebenfalls die Ursache für Augenflimmern sein. Flimmernde Gesichtsfeldausfälle (Flimmerskotome) sind für Migräne typisch. Sie dauern meist ungefähr 10–20 min. Übelkeit, Erbrechen, Kopfschmerzen und sogar Lähmungserscheinungen können hinzukommen. Mögliche Auslöser für einen Migräneanfall: Durchblutungsstörungen der Halsschlagader (Karotis), Stress, zu wenig Schlaf, Alkohol.

Wie wird eine Netzhautablösung behandelt?

Nach Netzhautoperationen sollten Patienten 2 Wochen nicht lesen

Operativ wird der Zug auf den Glaskörperzug verringert, indem man von außen die Lederhaut mit einer Plombe aus Silikonkautschuk eindellt und so Aderhaut, Netzhaut und Pigmentepithel wieder zusammenbringt. Vor der Plombenaufnähung wird von außen ein Kälteherd (–70°C) auf den Netzhautriss gesetzt, der eine Vernarbung bewirkt. Die richtige Positionierung der Plombe ist für den Erfolg der Operation entscheidend.

Sind mehrere Risse entstanden, so muss der Operateur das gesamte Auge ummanteln. Eine Art Gürtel (Cerclage) wird um das Auge auf die Lederhaut aufgenäht. Flüssigkeit, die sich unter der Netzhaut gesammelt hat, wird abgelassen, und die Netzhaut liegt wieder an.

Bei ungünstiger Lage der Netzhautlöcher muss man manchmal sogar den Glaskörper entfernen und das Auge von innen mit Silikonöl oder Gas auffüllen, um eine erneute Netzhautablösung zu vermeiden. Das Gas löst sich innerhalb von 2 Wochen auf. Silikonöl muss in einer 2. Operation meist 6 Monate später wieder entfernt werden.

Nach Netzhautoperationen sollten Patienten 2 Wochen nicht lesen, um schnelle Blickbewegungen zu vermeiden. Fernsehen ist erlaubt. Flugreisen sollte man nach Operationen mit Gasauffüllung um 2 Wochen verschieben, da der geringe Luftdruck zum Augendruckanstieg führen kann und Arterienastverschlüsse die Folge sein können.

Was ist entscheidend für die Sehschärfe nach einer Netzhautablösung?

90 % der Netzhautablösungen werden heute auch Dank der gründlichen Vorsorgeuntersuchungen erfolgreich vermieden. Verschleppte Netzhautablösungen sind die Ausnahme, können aber zu Komplikationen mit Membranbildungen und einer bleibenden Sehverschlechterung führen. Entscheidend für die Sehschärfe nach der Operation ist auch hier die Netzhautmitte. Ist die Makula zu lange von ihrer Versorgungsschicht, dem Pigmentepithel, abgehoben, erholt sich die Netzhaut nicht mehr vollständig. Die Sehverschlechterung bleibt bestehen.

> Ist die Netzhautmitte (Makula) abgehoben, besteht die Gefahr einer dauerhaften Sehverschlechterung

7.6 Augentumoren – Früherkennung ist wichtig

Was genau müssen Betroffene tun, wenn sie eine Neubildung entdecken?

Überall am Körper können Gewebsneubildungen (Tumoren) entstehen. Es gibt gutartige und bösartige Tumoren. Meist sind die Veränderungen zum Glück gutartig. Betroffene, die Veränderungen bemerken, sollten immer zeitnah einen Arzt aufsuchen. Im Einzelfall muss man dann entscheiden, was zu tun ist. Verdächtige Veränderungen sollten immer operativ entfernt und vom Pathologen unter dem Mikroskop feingeweblich untersucht werden. Bei bösartigen Veränderungen muss man sicher sein, dass man den Tumor vollständig entfernt hat, daher muss man die Tumorränder besonders genau betrachten, den Tumor sicher „im Gesunden" entfernen.

Ausdehnung und Tumorart sind entscheidend für das weitere Vorgehen. Manchmal ist eine zusätzliche Bestrahlung oder eine Chemotherapie sinnvoll, da es bösartige Tumoren gibt, die streuen und sogenannte Metastasen bilden.

> Es gibt gutartige und bösartige Gewebsneubildungen

Welche Neubildungen gibt es an den Augen?

Augenneubildungen können an den Augenlidern, im Auge und in der Augenhöhe wachsen.

Gutartige Veränderungen an den Lidern sind beispielsweise Hagelkorn (Chalazion), Gerstenkorn (Hordeolum), Muttermal (Nävus), Wärzchen (Papillom), Talgzyste (Lidmilie) und Fettablagerungen (Xanthelasmen).

Bösartige Veränderungen sind beispielsweise malignes Melanom, Plattenepithelkarzinom, Basalzellkarzinome, Basaliom und Kaposi-Sarkom. Beim Plattenepithelkarzinom und Basalzellkarzinom sprechen Hautärzte vom „weißen Hautkrebs". Das maligne Melanom ist entsteht meist aus einem Muttermal (Nävus) und ist daher häufig pigmentiert.

Je nach Gewebeart wird mit Operation, Bestrahlung und Chemotherapie behandelt (◘ Abb. 7.8).

Malignes Melanom – manchmal kann die Vorsorge beim Augenarzt Leben retten

Haut und Auge haben den gleichen embryonalen Ursprung, daher können an beiden Organen ähnliche Krankheiten entstehen. Muttermale, sogenannte Nävi, können in unserer Haut und im Auge vorkommen. Selten entwickeln sich aus harmlosen Muttermalen bösartige Tumoren, beispielsweise Melanome. Vorsorgeuntersuchungen beim Hautarzt und Augenarzt helfen: Veränderungen lassen sich so rechtzeitig erkennen und behandeln. Nävi werden angeschaut, fotografiert, vermessen, kontrolliert. Verdächtige Befunde in der

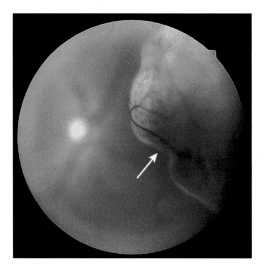

◘ **Abb. 7.8**   Aderhautmelanom. (Quelle: Grehn 2019)

Haut werden operativ entfernt. Auffällige „Muttermale" im Auge werden mit der Farbstoff-Fotoserie (Fluoreszenzangiographie) untersucht. Wird ein Aderhautmelanom entdeckt, so kann es – je nach Größe – bestrahlt oder operativ entfernt werden (◻ Abb. 7.8).

Wenn ein Auge hervortritt – welche Symptome macht ein Tumor der Augenhöhle?

Bildet sich ein Tumor in der Augenhöhle, so wird durch Platzmangel der Augapfel nach vorn verlagert, ein Exophthalmus entsteht. Auch eine hohe Kurzsichtigkeit kann durch den verlängerten Augapfel zum Exophthalmus führen.

Welche Tumoren können in der Augenhöhle auftreten?

Gewebsneubildungen (Tumoren) können grundsätzlich in jedem Gewebe neu entstehen, sind aber in der Augenhöhle eher selten.

Geht ein Tumor von den Gliazellen des Nervengewebes aus, so spricht man vom Gliom. Im Bereich vom Sehnerv spricht man vom Optikusgliom. Geht ein Tumor von den Hirnhäuten aus, entsteht das Meningeom. Sogar Krampfadern (Varizen) kommen in der Augenhöhle vor. Solche Neubildungen sind gutartig.

Bösartige Tumoren sind beispielsweise ein Karzinom in der Tränendrüse. In den Augenmuskeln kann sich ein Rhabdomyosarkom bilden. Lymphatisches Gewebe ist der Ursprung des Orbitalymphoms.

Auch kann ein Tumor aus den angrenzenden Nasennebenhöhlen oder der Kieferhöhle in die Augenhöhle vorwachsen.

Weiter entfernt liegende Tumoren beispielsweise der Brust (Mammakarzinom), dem Blut (Leukämie), der Atemwege (Bronchialkarzinom) oder der Haut (Malignes Melanom) können Tochtergeschwulste in der Augenhöhle bilden, sogenannte Orbitametastasen.

Tumoren sind im Auge eher selten

Wie genau stellt man die Ausdehnung eines Tumors der Augenhöhle fest?

Bildgebende Verfahren, Computertomographie (CT) und Magnetresonanztomographie (MRT) sind für die Beurteilung

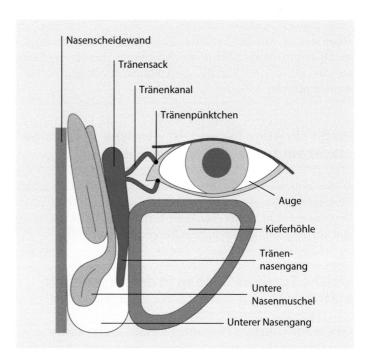

Nasenscheidewand

Tränensack

Tränenkanal

Tränenpünktchen

Auge

Kieferhöhle

Tränen-
nasengang

Untere
Nasenmuschel

Unterer Nasengang

☐ Abb. 7.9 Tränenwege. Das Tränensekret wird in der Tränendrüse gebildet. Es fließt durch den Bindehautsack zum inneren Lidwinkel. Durch je ein Tränenpünktchen am Ober- und Unterlid saugen die Tränenkanäle die Flüssigkeit an. Von dort fließt das Sekret über den Tränennasengang in den unteren Nasengang ab. (Quelle: Hartmann und Goertz 2013)

der Ausdehnung extrem wichtig und für die Behandlung entscheidend. Behandelt wird je nach Gewebeart und Ausdehnung ebenfalls mit Operation, Bestrahlung oder Chemotherapie (☐ Abb. 7.9).

Warum müssen Tränenwegerkrankungen abgeklärt werden?

Tränenwegverschlüsse können auch durch einen Tumor entstehen.

Das Tränensekret wird in den Tränendrüsen gebildet, es fließt durch den Bindehautsack zum inneren Lidwinkel. Durch je ein Tränenpünktchen am Ober- und am Unterlid saugen die Tränenkanäle die Flüssigkeit an und leiten sie in den Tränensack weiter. Von dort fließt das Sekret über den Tränennasengang und den unteren Nasengang ab

Bei Erwachsenen kommen ebenfalls Tränenwegverschlüsse vor. Die Folge: Das betroffene Auge tränt. Steine, Schleimhautverklebungen und auch Tumoren können die Ursachen sein.

In allen Fällen muss zusätzlich eine Untersuchung durch einen HNO-Arzt erfolgen; sie wird meist durch bildgebende Verfahren ergänzt.

Wie untersucht der Augenarzt die Tränenwege?

Die augenärztliche Diagnose wird durch Spülung der Tränenwege gesichert. Kommt es zu einem Rückfluss der Spülflüssigkeit, so liegt eine Verengung (Stenose) vor. In speziellen Augenkliniken können mit Kontrastmittel der Tränenweg und das Abflusshindernis genau dargestellt werden. Neuerdings ist es sogar möglich, mit extrem feinen Optiken die Tränenwege von innen zu betrachten und Veränderungen gezielt zu behandeln.

7.7 Medikamente – Nebenwirkungen an den Augen

„Negativer Placeboeffekt" – wenn die Angst vor Nebenwirkungen uns krank macht

Wir alle kennen das: Man geht mit seinen Beschwerden zum Arzt, wird untersucht, die Diagnose wird gestellt und ein Medikament verordnet. Ist man dann mit seinem neuen Medikament wieder zu Hause, wird erst einmal der Beipackzettel studiert.

Sofort stellt sich die Frage, ob man bei den vielen Nebenwirkungen das verordnete Medikament überhaupt nehmen soll. Nach einigem Hin und Her nimmt man schließlich das Medikament ein und fühlt sich schlecht, weil man nun die schlimmsten Nebenwirkungen erwartet. Durch die hier beschriebene negative Erwartung kann es sogar zu Nebenwirkungen kommen, die sonst nie aufgetreten wären; man spricht vom „negativen Placeboeffekt".

Beim „positiven Placeboeffekt" kommt es zur Linderung von Beschwerden allein durch Glauben und Vertrauen in eine Behandlung oder ein Medikament.

Auf den Beipackzetteln müssen alle – auch sehr seltene – Nebenwirkungen aufgeführt werden. Dies ist wichtig und richtig, leider verunsichert es aber auch.

Beim „negativen Placeboeffekt" macht uns die Angst vor Nebenwirkungen krank

Was sollte man bei der Anwendung von Medikamenten beachten?

Bei Medikamenten unbedingt die empfohlene Dosierung einhalten

Patienten, die vom Arzt ein Medikament verordnet bekommen, sollten darauf vertrauen, dass Nutzen und Risiken sorgfältig bedacht wurden. Bei der Anwendung mehrerer Medikamente sind Wechselwirkungen möglich, daher ist es wichtig, die behandelnden Ärzte vollständig über alle Medikamente, mit denen man behandelt wird, zu informieren. Dabei ist es hilfreich, einfach alle Beipackzettel zur Untersuchung mitzunehmen.

Bei der Anwendung sollte die empfohlene Dosis unbedingt eingehalten werden. Viele Nebenwirkungen treten erst bei zu hoher Dosierung auf; es kann sogar zur Vergiftung kommen. Natürlich sollte man seinen Körper gut kennen und beobachten. Bemerkt man Veränderungen, so sollte man mit dem Arzt darüber sprechen.

> Auch an den Augen kann es durch Medikamente zu Nebenwirkungen kommen. Beim Auftreten von Sehstörungen sollten man seine Augen daher immer vom Augenarzt untersuchen lassen. Bei manchen Medikamenten ist eine Untersuchung der Augen vor Therapiebeginn wichtig, um Nebenwirkungen zu vermeiden.

Wie wirken die meisten Medikamente – was sind Rezeptoren?

Botenstoffe wirken an bestimmten Wirkorten, den Rezeptoren

Um das Auftreten mancher Nebenwirkungen zu verstehen, muss man sich zunächst mit den häufigsten Wirkmechanismen von Medikamenten befassen. Die meisten Vorgänge in unserem Körper funktionieren mithilfe spezialisierter Wirkorte, der Rezeptoren, die in allen Organen vorkommen. Dabei hat jeder Rezeptortyp meist auch einen Gegenspieler; so wird die Feinabstimmung möglich. Rezeptoren werden chemisch durch passende Botenstoffe (Hormone) aktiviert. Hormone sind Stoffe, die von Drüsen oder Zellen unseres Körpers gebildet und durch unser Blut im ganzen Körper verteilt werden. Sie wirken jeweils an bestimmten Rezeptoren. Je nach Konzentration der Botenstoffe in unserem Blut kommt es zur überwiegenden Aktivierung mal des einen Rezeptors oder ein anderes Mal seines Gegenspielers. Man ist beispielsweise mal eher aufgeregt und mal eher ruhiger – je nach Hormonspiegel im Blut.

Bei der Behandlung von Krankheiten greift man hier mithilfe von Medikamenten ein. Ihre Wirkstoffe aktivieren oder hemmen gezielt bestimmte Rezeptoren; so werden Wirkungen und Nebenwirkungen hervorgerufen. Es gibt sehr viele verschiedene Rezeptoren. Für die Nebenwirkungen an den Augen spielen vor allem die Rezeptoren für Acetylcholin, Dopamin, Noradrenalin, Adrenalin, Serotonin, Histamin, Glutamat, Gamma-Aminobuttersäure (GABA) und Opioide eine Rolle. Mit ihrer Wirkung oder Gegenwirkung lassen sich aber auch die meisten Abläufe in unserem Körper erklären. Gleiche Rezeptoren kommen in verschiedenen Organen mit unterschiedlicher Wirkung vor; so entstehen Nebenwirkungen von Medikamenten.

Medikamente können Rezeptoren auf unterschiedlichste Weise erreichen. Man kann Augentropfen verabreichen, die ins Auge eindringen, oder Salben in die Haut einreiben. Spritzen können Wirkstoffe ins Blut (intravenös), in den Muskel (intramuskulär) oder unter die Haut (subkutan) transportieren. Und nicht zuletzt kann man Medikamente auch schlucken; es gibt Säfte, Tabletten und Dragees. Bei der Verwendung von Zäpfchen werden Wirkstoffe über die Darmschleimhaut aufgenommen.

Die Augenuntersuchung vor Behandlungsbeginn – wann ist sie wichtig?

Vor Behandlungsbeginn mit einem Medikament, das als Nebenwirkung zur Pupillenerweiterung (Mydriasis) führt, sollte im Rahmen einer Augenuntersuchung die Weite des Kammerwinkels beurteilt werden. Bei engem Kammerwinkel kann es durch eine Pupillenerweiterung zu einem massiven Augendruckanstieg kommen, dem Glaukomanfall. Mithilfe der Inspektion des Kammerwinkels (Gonioskopie) kann der Augenarzt das Risiko für solch einen Winkelblock abschätzen. Ist der Kammerwinkel normal weit, können diese Medikamente bedenkenlos eingesetzt werden.

Bei engem Kammerwinkel kann man entweder ein anderes Medikament verordnen oder einen zusätzlichen Durchfluss durch die Regenbogenhaut schaffen (Iridektomie). Dieser funktioniert wie ein Sicherheitsventil.

Eine medikamentöse Pupillenerweiterung kann bei engem Kammerwinkel einen Glaukomanfall auslösen

Welche Medikamente führen zur Pupillenerweiterung (Mydriasis)?
- Medikamente, die auf die Harnblase wirken (Oxybutynin, Trospiumchlorid, Tolterodin, Fesoterodin und Solifenacin)
- Psychopharmaka (z. B. Amphetamine)

> - Antidepressiva (z. B. Imipramin, Amitriptylin, Clomipramin, Doxepin)
> - Beruhigungsmittel (Haloperidol)
> - Parkinson-Medikamente und Medikamente gegen das Restless-Legs-Syndrom (L-Dopa)

Welche Nebenwirkungen hat Amiodaron – ein Herzmedikament gegen Rhythmusstörungen – an den Augen?

Das Herzmedikament Amiodaron führt zu Hornhauteinlagerungen

Amiodaron wirkt gegen Herzrhythmusstörungen. Fast alle Patienten, die mit Amiodaron behandelt werden, bekommen wirbelartige Hornhauteinlagerungen (Cornea verticillata). Diese sind meist harmlos und bilden sich nach Absetzen des Medikaments wieder zurück. Trotzdem sollte man während einer Behandlung mit Amiodaron alle 6 Monate die Augen untersuchen lassen.

Auch die Linsentrübung (Katarakt) und Schäden am Sehnervkopf sind mögliche Nebenwirkungen. In den meisten Fällen kommt es aber auch bei jahrelanger Behandlung mit Amiodaron zu keinen ernsten Komplikationen am Auge. Neue Wirkstoffe wie Dronedaron und Vernakalant sollen etwa bei der Behandlung des Vorhofflimmerns weniger Nebenwirkungen haben; Langzeitergebnisse liegen aber noch nicht vor.

Warum führen Psychopharmaka zu Sehstörungen, was ist die Ursache?

Psychopharmaka können zu Sehstörungen führen

Unsere inneren Augenmuskeln regeln nicht nur über die Pupillenweite den Lichteinfall, sondern garantieren auch mithilfe des Ziliarmuskels die dynamische Anpassung der Brechkraft unseres Auges, die Akkommodation. Wir sind dadurch in der Lage, fern und nah scharf zu sehen. Einige Medikamente können die inneren Augenmuskeln aus dem Gleichgewicht bringen; die Betroffenen sehen unscharf. Fast alle Psychopharmaka können so zu Sehstörungen führen.

Kortisonbehandlung – warum ist die regelmäßige Augenuntersuchung wichtig?

Glukokortikoide (Kortison) wirken stark entzündungshemmend. Sie werden daher häufig bei Asthma, Rheuma und Allergien eingesetzt. Glukokortikoide können am Auge zur

Augendruckerhöhung und zum grünen Star (Glaukom) führen. Auch bei der Behandlung mit kortisonhaltigen Augentropfen kann es zu dieser Nebenwirkung kommen. Eine Langzeitbehandlung mit kortisonhaltigen Augentropfen ist daher nur in Ausnahmefällen gerechtfertigt. Alle Patienten, die mit Kortison behandelt werden, sollten ihre Augen regelmäßig kontrollieren lassen, um einem Glaukomschaden am Sehnerv vorzubeugen.

Auch eine Linsentrübung (Katarakt) kann durch Kortisonbehandlung entstehen. Manche Virusinfektionen verschlimmern sich durch Kortison; daher darf man bei Herpesinfektionen ohne augenärztliche Kontrolle kein Kortison verordnen.

> Kortison kann zur Augendruckerhöhung und zum grünen Star (Glaukom) führen. Während einer Kortisonbehandlung sollte der Augendruck alle 6 Wochen kontrolliert werden

Welche Nebenwirkungen kann Tamoxifen – ein Hormon gegen Brustkrebs – an den Augen hervorrufen?

Das Antiöstrogen Tamoxifen wird häufig zur Hormonbehandlung bei Brustkrebs eingesetzt. An den Augen kann es allerdings zu Einlagerungen in die Netzhaut und sogar zum Makulaloch (Foramen) kommen. Jährliche Kontrollen beim Augenarzt sind daher wichtig, damit man Veränderungen frühzeitig erkennt.

Die genannten Nebenwirkungen sind extrem selten und kommen meist bei weit höherer Dosierung als üblich vor. Das neuere Antiöstrogen Letrozol soll weniger Nebenwirkungen haben.

> Jährliche Kontrollen beim Augenarzt sind wichtig, wenn man Tamoxifen nimmt

Chloroquin: Welche Nebenwirkungen hat dieses Malaria- und Rheumamittel?

Das Malariamittel Chloroquin wird heute häufig zur Rheumabehandlung eingesetzt. Nach Langzeiteinnahme kommt es am Auge zur Schädigung des Pigmentepithels und der Netzhaut. Einlagerungen in die Netzhaut führen zu einem schießscheibenartigen Aussehen der Makula (Abb. 16.1). Die Folge: Farbsehstörungen, Sehverschlechterung und Gesichtsfeldausfälle. Auch Einlagerungen in die Hornhaut kommen vor; man spricht von der Cornea verticillata. Regelmäßige Kontrollen beim Augenarzt sind auch hier wichtig, manchmal muss man das Medikament absetzen, um Schäden an den Augen zu vermeiden.

Diese Nebenwirkungen sind abhängig von der Tages- und der Gesamtdosis. Wer sich also früher längere Zeit in den

> Chloroquin: Auf die Gesamtdosis kommt es an

Tropen aufgehalten und Chloroquin zur Malariaprophylaxe eingenommen hat, muss dies zur Gesamtdosis hinzuzählen, wenn das gleiche Medikament aktuell zur Behandlung beispielsweise von Rheuma eingesetzt werden soll.

Jeder von uns nimmt Farben anders wahr, wie funktioniert unser Farbensehen?

Das Sehpigment Iodopsin ist für unser Farbensehen entscheidend

Die Sehzellen unserer Netzhautmitte, die Zapfen, sind für die Sehschärfe und auch für das Farbensehen wichtig. Sie enthalten 3 Varianten des Sehpigments Iodopsin, welche für unser Farbensehen entscheidend sind. Unsere Augen besitzen Zapfen für die 3 Farbbereiche Rot, Grün und Blau. Einfallendes Licht regt sie an, und die so gewonnenen Informationen werden ans Gehirn weitergeleitet. Hier werden die eingehenden Signale zu den Farben „gemischt", die jeder von uns individuell wahrnimmt. Das eigentliche Farbensehen ist also eine individuelle Leistung unseres Gehirns.

Wie genau entsteht die harmlose Rot-Grün-Schwäche?

Die Rot-Grün-Schwäche ist eine harmlose Normvariante in der chemischen Struktur der Sehpigmente unserer Zapfen. Schon geringfügige Veränderungen in dieser chemischen Struktur führen dazu, dass die Farbwahrnehmung schwächer ausgebildet ist; man spricht von einer Farbsehschwäche.

Die Betroffenen, 5 % aller Männer, sehen vorwiegend grüne und rote Farben verändert. Grün und Orange werden als eine Abstufung von Gelb wahrgenommen, während Rot grauer gesehen wird. Bei Frauen sind Farbsehschwächen deutlich seltener, da die Störung meist von Müttern an ihre Söhne vererbt wird. Eine Behandlung ist bisher nicht möglich.

Wie kann der Augenarzt eine Farbsehstörungen erkennen?

- Farbtafel (Ishihara) (◨ Abb. 7.10)
- Panel-D-15-Test
- Messgerät für Farbsehstörungen (Anomaloskop)

Will man eine Farbsehstörung aufdecken, so muss man die Patienten mit Farbtafeln, Farbproben oder einem speziellen

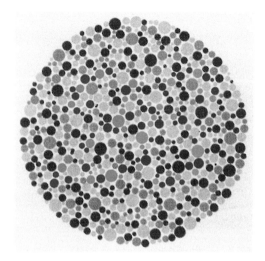

◘ Abb. 7.10 Farbtafel (Ishihara). Der Farbtüchtige liest 26. Der Rotblinde erkennt nur die 6, der Grünblinde nur die 2. (Quelle: Grehn 2019)

Messgerät testen. Farbtafeln sind speziell so angelegt, dass nur Patienten mit intaktem Farbensehen die Zahlen und Linien erkennen können. Ausfälle weisen auf die Diagnose hin.

Beim Panel-D-15-Test müssen Farbproben vom Prüfling in eine bestimmte Reihenfolge gelegt werden. Anhand der Verwechslungen lässt sich genau sagen, welche Farben nicht erkannt werden.

Mit einem speziellen Messgerät, dem Anomaloskop, kann man für Fahrtauglichkeitsgutachten bestimmen, wie ausgeprägt die Farbsehstörung ist. Mischfarben führen hier nicht nur zu der exakten Diagnose, sondern erlauben auch eine genaue Aussage über den Grad der Ausprägung.

Welche Augenkrankheiten verändern die Farbwahrnehmung?

Ein grauer Star oder eine genetisch bedingte Farbsehschwäche können unsere Farbwahrnehmung beeinträchtigen.

Schäden an der Netzhautmitte (Makula) durch genetisch bedingte Erkrankungen, Infektionen (Masern, Scharlach, Toxoplasmose, Röteln und Syphilis), Durchblutungsstörungen und Medikamente können ebenfalls zu Farbsehstörungen und zur Sehverschlechterung führen. Erkrankt die Signalweiterleitung, also der Sehnerv, so kann es ebenfalls zu diesen Symptomen kommen. Auch für manche Vergiftungen sind Farbsehstörungen typisch (◘ Abb. 7.11).

7

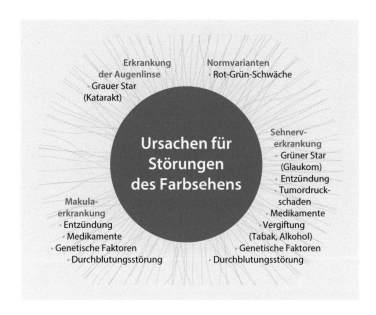

◘ **Abb. 7.11**   Mögliche Ursachen für Farbsehstörungen. (Quelle: Hartmann und Goertz 2013)

Welche Medikamente können zu Farbsehstörungen führen?

Digitalis kann ebenfalls zu Nebenwirkungen an den Augen führen. Gelbsehen, Lichtscheu, Verschwommensehen und sogar Gesichtsfeldausfälle können vorkommen. Diese Beschwerden sind jedoch meist harmlos und bilden sich nach Absetzen des Medikaments zurück. Sicherheitshalber sollte man beim Auftreten dieser Beschwerden überprüfen, ob nicht vielleicht eine versehentliche Überdosierung die Ursache ist.

Bestimmte Antibiotika (Sulfonamide), Azetylsalizylsäure (Salizylate), entwässernde Medikamente (Thiazide), Schlafmittel (Barbiturate) und Psychopharmaka (Phenothiazine) können ein Gelbsehen verursachen.

Genussgifte (Tabak, Alkohol) schaden nicht nur Lunge und Leber, sie können auch zur Erblindung führen. Wie genau schaden sie?

Vitamin-B-Mangel führt zum Sehnervschaden

Durch exzessiven Alkohol- und Nikotinkonsum kommt es zu einer Mangelernährung und zu Entzündungen im Bereich der Magen- und Darmschleimhäute. Selbst wenn dann gesundes Gemüse gegessen wird, können die wertvollen Vitamine von den veränderten Schleimhäuten nicht mehr aufgenommen werden. Vitamin-B-Mangel führt zu allmählich fortschreitenden Schäden an beiden Sehnerven und anderen Teilen des Gehirns. Man behandelt mit Vitamin-B-Spritzen und rät zum Verzicht auf Alkohol und Nikotin.

> Selbstgebrannter Schnaps kann Methylalkohol enthalten, wenn die Herstellung nicht perfekt beherrscht wird. Wird er getrunken, so kann es innerhalb weniger Tage zur beidseitigen Erblindung kommen.

Verändertes Farbensehen kann durch Vergiftung ausgelöst werden: Giftige Chemikalien, besonders Schwermetalle, Zyanide und Drogen können zur Vergiftung und zu Farbwahrnehmungsstörungen führen. Chinin, Arsen, Brom und Blei sind Gifte, die besonders schädlich für unsere Sehnerven sind.

7.8 Kinder und Augenerkrankungen – worauf sollten Eltern achten?

Säuglinge und Kleinkinder – worauf sollten Eltern achten?

Säuglinge und Kleinkinder können ihre Beschwerden nicht äußern. Eltern, Kinder- und Augenärzte sollten daher ein Team bilden, um durch Beobachtungen und Untersuchungen mögliche Augenerkrankungen früh zu erkennen und zu behandeln. Auffälligkeiten geben Hinweise auf das mögliche Vorliegen von Augenerkrankungen und sollten daher zur sofortigen Untersuchung beim Augenarzt führen.

Eltern sollten bei Säuglingen und Kleinkindern auf Auffälligkeiten achten

Wichtige Hinweise auf das mögliche Vorliegen einer Augenerkrankung
- Entzündungszeichen (verkrustete Augen)
- Schielen
- Auffällige Kopfhaltung
- Weiße Pupillen
- Augenzittern
- Besonderheit: extrem große Augen
- Schlechte Hand-Augen-Koordination – das Kind greift daneben
- Fehlende Reaktionen und Zeichen des Erkennens
- Heftiges Augenreiben

7

Tränende, verkrustete Augen beim Baby – woran liegt das?

Verkrustete Augenlider bei Babys – häufigste Ursache: Tränenwegverengung

Ursache für diese verkrusteten Augenlider ist ein kleines Häutchen, das sich normalerweise bis zur 10. Lebenswoche zurückbildet und den natürlichen Abfluss der Tränen vom Tränenkanal in den unteren Nasengang freigibt. Das geschieht meist, aber nicht immer. Bleibt dieses Häutchen bestehen, können die Tränen, deren Produktion anläuft, nicht abfließen. Man spricht von einer Tränenwegverengung (Stenose). In diesem „stehenden Gewässer" vermehren sich leicht Bakterien. Das eitrige Sekret ist Zeichen für die Entzündung der Tränenwege.

Wie behandelt man die Tränenwegverengung (Stenose) bei Kindern?

Bei mehr als 95 % der betroffenen Kinder kommt es innerhalb des 1. Lebensjahres zu einer Spontanheilung. In seltenen Fällen ist eine Sondierung in Narkose erforderlich.

> **Tipp**
>
> Was Eltern tun können:
> - Tränenwegmassage im inneren Lidwinkel
> - Regelmäßige, gründliche Reinigung der Augen mit klarem Wasser
> - Entzündungshemmende Augentropfen (bei schweren Entzündungen)

Was ist Augenzittern (Nystagmus)?

Beim Augenzittern kommt es zu beidseitigen, rhythmischen, unwillkürlichen Augenbewegungen. Als Ursache kommen angeborene Augenerkrankungen (Netzhautveränderungen, Linsen- und Hornhauttrübung), eine Schädigung bei der Geburt, Durchblutungsstörungen, Entzündungen und Tumorbildung im Gehirn infrage. Auch Medikamente und Drogen können ein Augenzittern auslösen.

Ein Augenzittern kann auch versteckt (latent) vorliegen, es wird dann nur beim Abdecken eines Auges sichtbar. Die Sehschärfenprüfung sollte bei diesen Patienten mit beiden Augen gleichzeitig erfolgen, da sich das Augenzittern beim Abdecken eines Auges verstärkt. Die Behandlung einer

Sehschwäche (Amblyopie) darf bei Patienten mit Augenzittern daher nicht mit dem Augenpflaster, sondern nur mit Augentropfen oder Folie erfolgen.

Die Vorgeschichte ist wichtig – warum?

- Die wichtigsten Fragen des Augenarztes sind
- Hatte das Kind früher schon Augenerkrankungen?
- Wurde bereits behandelt (Brille)?
- Gab es Besonderheiten während der Schwangerschaft oder bei der Geburt?
- Wie war das Geburtsgewicht?

Die Vorgeschichte ist wichtig

Eine Infektion während der Schwangerschaft (z. B. Röteln) kann beim ungeborenen Kind zu schweren Augenschäden führen. Auch Kinder, die vor der 36. Schwangerschaftswoche mit einem niedrigen Geburtsgewicht geboren werden, haben ein erhöhtes Risiko für eine Augenerkrankung. Die betroffenen Säuglinge („Frühchen") müssen gezielt augenärztlich untersucht, regelmäßig kontrolliert und im Bedarfsfall rechtzeitig behandelt werden.

Zu welchen Veränderungen kann es an der Netzhaut von Frühgeborenen kommen?

Säuglinge mit einem Geburtsgewicht unter 1800 g sind unreif, ihre Netzhaut ist besonders in den Randbereichen noch nicht vollständig entwickelt. Daher kann auch hier Sauerstoffmangel im Gewebe zu krankhaften Gefäßneubildungen führen. Regelmäßige Kontrollen der Netzhaut durch den Augenarzt sind daher für ein späteres gutes Sehen sehr wichtig.

„Frühchen" sollten ab der 6. Woche nach der Geburt engmaschig vom Augenarzt kontrolliert werden

Was ist eine Sehschule?

In der Sehschule arbeitet die Orthoptistin. Sie beschäftigt sich speziell mit dem Erkennen und Behandeln von Erkrankungen, die das beidäugige Sehen betreffen. In der „Sehschule" werden Schielerkrankungen und Kopfzwangshaltungen durch zahlreiche Tests genau untersucht. Auch die Behandlung der Sehschwäche (Amblyopie) eines Auges erfolgt in der Sehschule. Hierbei wird das Führungsauge abgeklebt (Okklusionsbehandlung), um das schwache Auge zu schulen.

Die Orthoptistin erkennt und behandelt Erkrankungen, die das beidäugige Sehen betreffen

Wie entsteht eine Sehschwäche (Amblyopie)?

Die ersten Lebensjahre
sind fürs spätere Sehen
entscheidend

Wir werden nicht mit voller Sehschärfe geboren. Erst im Laufe unserer ersten Lebensjahre entwickelt sie sich. Liefert ein Auge in dieser Entwicklungsphase keine gleichwertigen Informationen ans Gehirn, weil zum Beispiel ein Schielen oder eine einseitige Fehlsichtigkeit vorliegt, dann kann sich das Sehen auf diesem benachteiligten Auge nicht voll ausbilden, eine Sehschwäche (Amblyopie) entsteht. Diese Phase unseres Lebens ist daher fürs spätere Sehen entscheidend.

Mein Kind hat eine „Sehschwäche" auf einem Auge. Was ist das genau?

Die Vorsorgeuntersuchung
zwischen dem 2. und dem
3. Lebensjahr hilft, eine
Sehschwäche zu vermeiden

Bei der „angeborenen" Sehschwäche handelt es sich um die Verminderung der Sehschärfe meist auf einem Auge, ohne dass eine eigentliche Augenerkrankung vorliegt. Menschen werden nicht mit voller Sehschärfe geboren. Das Sehen entwickelt sich erst während der ersten Lebensjahre. Kommt es in dieser für Störungen sehr empfindlichen Zeit zur Benachteiligung eines Auges, so kann sich auf diesem Auge die volle Sehschärfe nicht entwickeln, und das Auge wird sehschwach.

Eine Ursache für diese Entwicklungsstörung können Unterschiede im Bau der Augen sein. Wird zum Beispiel die Notwendigkeit für eine Brille nicht rechtzeitig erkannt, so kann es zur „Benachteiligung" eines Auges beim Sehen kommen. Dieses Auge wird dann nie lernen, richtig zu sehen. Auch ein Schielen oder eine Linsentrübung kann die beidseitige Augenentwicklung behindern.

Kinder, die einseitig oder beidseitig sehbehindert sind, können sich völlig unauffällig verhalten. Wird ein Sehfehler erst zur Einschulung festgestellt, so kann zum Beispiel ein sehschwaches Auge nicht mehr erfolgreich behandelt werden. Die Vorsorgeuntersuchung beim Augenarzt ist daher für alle Kinder zwischen dem 2. und dem 3. Lebensjahr besonders wichtig.

Manchmal werden Augentropfen zur Brillenbestimmung eingesetzt – warum?

Augentropfen zur
Brillenbestimmung:
Cyclopentolat und Atropin

Die Fähigkeit des Muskelspiels (Akkommodation) ist bei Kindern und Jugendlichen sehr groß, sie können ihre Augen extrem anstrengen. Um Fehlmessungen bei der Bestimmung von Kinderbrillen zu vermeiden, muss man den Ziliarmuskel kurzfristig lähmen (Zykloplegie). Dies kann man mit entsprechenden Augentropfen erreichen.

Atropin ist das stärkste Mittel zur Entspannung des Ziliarmuskels. Diese Augentropfen werden aus der Tollkirsche gewonnen und sind hochgiftig. Sie dürfen auf keinen Fall in Kinderhände gelangen. Ihre Wirkungsweise: Durch vorübergehende Lähmung von Pupillen- und Ziliarmuskel kommt es zur Pupillenerweiterung. Mögliche Nebenwirkungen sind Gesichtsrötung, Mundtrockenheit, Herzrasen und Verwirrtheit. Aufgrund der langen Wirkdauer von 1 Woche kommt Atropin nur bei Kindern unter 2 Jahren zum Einsatz.

Cyclopentolat wirkt ähnlich. Es hat eine Wirkdauer von 2 Tagen und wird bei älteren Kindern und Jugendlichen eingesetzt. Auch bei Erwachsenen mit ausgeprägter Akkommodation wird es verwendet.

Welche Augenfehlstellungen gibt es, und was ist der Unterschied zwischen Begleit- und Lähmungsschielen?

6 % unserer Bevölkerung haben eine Augenfehlstellung, sie schielen. Eine Augenfehlstellung liegt vor, wenn ein Auge auf ein Objekt blickt, während das andere Augen von der Zielrichtung abweicht. Diese Abweichung kann nach innen, außen oder auch in der Höhe vorliegen. Orthoptistin und Augenarzt können durch Prüfung der Augenstellung in den verschiedenen Blickrichtungen erkennen, um welche Form des Schielens es sich handelt.

Augenfehlstellungen kommen als Begleitschielen oder bei Augenmuskellähmungen vor. Das kindliche Schielen ist meist ein Begleitschielen. Bei der genauen Untersuchung zeigt sich, welche Form der Augenfehlstellung im Einzelfall vorliegt. Bleibt der Grad der Abweichung in allen Blickrichtungen gleich, so handelt es sich um ein Begleitschielen. Verändert sich der Grad der Abweichung je nach Blickrichtung, so handelt es sich meist um ein Lähmungsschielen, beispielsweise nach einem Schlaganfall (siehe ▶ Abschn. 6.3). Für die Behandlung ist das entscheidend.

Beim Begleitschielen bleibt der Grad der Abweichung in allen Blickrichtungen gleich

Was ist ein Spätschielen?

Das späte Auftreten eines Schielens, wenn die Entwicklung des räumlichen Sehens schon abgeschlossen ist, nennt man Spätschielen. Das räumliche Sehen ist eine sehr störanfällige Leistung unseres Gehirns. Wird es durch ein neu aufgetretenes Schielen nicht mehr genutzt, so geht es verloren. Diese Kinder müssen daher rasch operiert werden, um den

7

ursprünglichen Parallelstand wiederherzustellen; nur dann bleibt das räumliche Sehen erhalten.

Folgeschielen – wenn andere Augenkrankheiten Ursache für das Schielen sind?

Beim Folgeschielen sind Augenerkrankungen die Ursache für die Augenfehlstellung

Sind andere Augenerkrankungen die Ursache für die Augenfehlstellung, so handelt es sich um ein Folgeschielen. Es kommt häufig bei Augenerkrankungen mit einseitiger Sehverschlechterung vor. Das schlechtere Auge weicht dann meist nach außen ab. Bei allen Augenfehlstellungen sollte die Untersuchung beim Augenarzt frühzeitig erfolgen, damit durch rechtzeitige Behandlung ein möglichst gutes Sehen erreicht werden kann. In seltenen Fällen sind auch schwere Augenerkrankungen (Tumoren, Netzhautablösung, Entzündungen, Gefäßerkrankungen) die Ursache für eine einseitige Sehverschlechterung und ein Folgeschielen. Daher gilt: Eine gründliche Augenuntersuchung sollte in jedem Fall erfolgen, bei schielenden Kindern ist sie Pflicht (◼ Abb. 7.12).

Welche Folgen kann das kindliche Schielen haben?

Eine nicht auskorrigierte Weitsichtigkeit begünstigt das Auftreten eines Schielens

Das kindliche Begleitschielen hat sowohl einen kosmetischen als auch einen funktionellen Aspekt, da bei einseitig betontem Schielen das schielende Auge eine Sehschwäche (Amblyopie) entwickeln kann. Das Ziel der Behandlung ist es, das

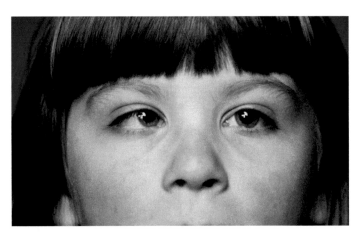

◼ **Abb. 7.12**   Das rechte Auge schielt nach innen. (Quelle: Grehn 2019)

zu verhindern. Die genaue Ursache des Begleitschielens ist nicht bekannt. Es handelt sich um eine Störung beim Zusammenspiel beider Augen. Die getrennt wahrgenommenen Bilder beider Augen können dabei nicht zu einem gemeinsamen Bild zusammengefügt (fusioniert) werden.

Manchmal weicht dabei ein Auge zeitweise nach oben ab, man spricht dann von einem Höhenschielen. Auch ein Augenzittern (Nystagmus) und eine auffällige Kopfhaltung können auftreten. Nicht auskorrigierte Weitsichtigkeit begünstigt das Auftreten eines Schielens, daher ist die Korrektur mit der optimalen Brille bei der Schielbehandlung besonders wichtig.

Eine sehr geringe Abweichung vom Parallelstand der Augen nennt man Mikroschielen. Bei jedem 5. Kind mit Innenschielen findet man diese Schielform. Ohne Augenuntersuchung ist dieses Mikroschielen meist nicht erkennbar, daher wird es häufig erst spät festgestellt. Eine Sehschwäche auf dem betroffenen Auge kann die Folge sein.

Warum ist die Augenpflasterbehandlung (Okklusionstherapie) so wichtig?

Eine einseitige Sehschwäche behandelt man mit dem Augenpflaster. Ziel dieser Behandlung ist es, das Auge mit der schlechteren Sehschärfe zu verbessern und beidäugiges Sehen zu fördern. Dazu wird das bessere Auge stundenweise mit einem Augenpflaster abgeklebt.

Es ist zum Teil sehr schwierig, konsequent eine Pflasterbehandlung durchzuführen. Auch wenn diese Behandlung Eltern und betroffenen Kindern meist nicht leichtfällt, ist sie doch die wirksamste Methode, um eine spätere Sehschwäche zu verhindern.

In seltenen Ausnahmefällen, wenn eine Pflasterbehandlung von Eltern und Kindern als zu belastend empfunden wird oder wenn ein Augenzittern (Nystagmus) vorliegt, kann man durch Pupillenerweiterung mit Atropintropfen das bessere Auge schwächen, man nennt das Penalisation.

Die Pflasterbehandlung ist die wirksamste Methode, um eine Sehschwäche zu verhindern

Wann bekommt ein Kind eine zweigeteilte Brille, d. h. eine zusätzliche Korrektur für das Nahsehen?

Um gutes Sehen auch in der Nähe zu erreichen, verändern wir mithilfe unserer Ziliarmuskeln die Brechkraft unserer Augenlinse: Wir akkommodieren. Dieser Vorgang wird von unserem Gehirn gesteuert. Wird eine vorhandene Weitsichtigkeit

Ein zusätzlicher Leseteil in der Brille entlastet die Augen bei der Naheinstellung

nicht auskorrigiert, so müssen sich unsere Augen bei der Naheinstellung zusätzlich anstrengen. Dies kann zu Beschwerden führen, daher ist die richtige Brille zur Entlastung der Augen so wichtig.

Ein zusätzlicher Leseteil in der Kinderbrille ist immer dann sinnvoll, wenn sich das Schielen bei der Naheinstellung (Akkommodation) verstärkt. Eine vorhandene Weitsichtigkeit muss in diesem Fall voll auskorrigiert werden. Der Leseteil in der Brille entlastet zusätzlich, so wird entspanntes Sehen fern und nah möglich.

Was wird bei der Schieloperation genau gemacht?

Bei der Schieloperation werden die Augenmuskeln verlagert

Ziel der Operation ist es, die Augen gerade zu stellen. Man erreicht dies durch die Verlagerung der Augenmuskeln (Abb. 10.1). Da jeder Muskel einen Gegenspieler hat, muss man fast immer an 2 Muskeln operieren: Ein Muskel wird rückgelagert, der andere verkürzt. Eine genaue Dosierung ist für das Ergebnis entscheidend. Je größer der Grad der Abweichung ist, desto mehr muss man rücklagern und verkürzen. Insgesamt hat der Mensch 6 äußere Muskeln pro Auge.

Die Schieloperation erfolgt in Vollnarkose. Anschließend bekommt das operierte Auge einen Verband, der am nächsten Morgen abgenommen wird. Nach der Operation sind leichte Rötung und Schwellung des betroffenen Auges völlig normal. Diese bilden sich innerhalb von 2 Wochen unter Behandlung mit einer entzündungshemmenden Augensalbe (Antibiotikum) wieder zurück. Regelmäßige Kontrollen beim Augenarzt und in der Sehschule sind auch nach der Operation wichtig.

Aus Angst vor Strafe verheimlichen Kinder manchmal sogar schwere Verletzungen. Wie sollten Eltern oder Bezugspersonen handeln?

Kinder bei Verletzungen nie bestrafen

Generell gilt: Man sollte Kinder bei Verletzungen nie bestrafen! Bestrafung oder die Furcht vor Strafe führt zum Verheimlichen oder Herunterspielen von Verletzungen. Die Folge: Selbst schwere Augenverletzungen bleiben zunächst unbemerkt, schwere Komplikationen können auftreten. Die Heilungsaussichten sind umso günstiger, je früher behandelt wird.

Zur Vermeidung weiterer Unfälle sollte man mit Kindern über mögliche Gefahren sprechen, ihnen die Folgen von

Fehlverhalten aufzeigen und erklären. So lassen sich vielleicht manche Unfälle verhindern. Das Vertrauensverhältnis zwischen Kind und Bezugsperson ist enorm wichtig.

Was ist bei Schnitt- und Platzwunden an den Augenlidern zu beachten?

Schnitt- und Platzwunden bei Kindern entstehen häufig beim Sturz auf die Lenkstange von Roller oder Fahrrad. Zur Wundversorgung sollte man in die nächste Augenklinik fahren. Lidverletzungen haben 2 entscheidende Tücken, die nicht übersehen werden dürfen: Zum einen muss eine Verletzung des Tränenkanals ausgeschlossen werden, und zum anderen bedarf eine Lidkantenverletzung einer besonders exakten Wiederherstellung.

> Eine Lidkantenverletzung muss exakt wiederhergestellt werden

Wie entsteht eine Hornhautabschürfung (Erosio), und wie behandelt man sie?

Während Säuglinge von der Mutterbrust als Nährmedium geradezu hypnotisiert werden, so sind es für Kleinkinder die Gesichter, die besonders interessant sind. Während Bärte bei manchen Kindern ein „Fremdeln" auslösen, werden Augen als besonders interessant empfunden. Sie bewegen sich, sie lachen. Kleinkinder versuchen sie zu „begreifen". Die zum Teil sehr spitzen kindlichen Fingernägel können so bei Eltern und Kindern oberflächliche Hornhautabschürfungen verursachen. Bei älteren Kindern entstehen diese Verletzungen meist beim Spiel mit Ästen oder Stöcken.

> Die schmerzhafte Hornhautabschürfung

Die oberflächliche Hornhautabschürfung ist die häufigste Augenverletzung im Kindesalter. Hierbei wird die äußere Hornhautschicht, das Epithel, teilweise abgeschürft. Diese Verletzung ist recht schmerzhaft, wird daher meist sofort erkannt und mit einem Augensalbenverband vom Augenarzt behandelt. Da sich das Hornhautepithel rasch erneuert, ist alles meist nach 2–3 Tagen wieder verheilt, ohne dass eine Narbe entsteht.

Tipp

Zur Vorbeugung sollten Fingernägel kurzgehalten werden, besonders bei Kindern.

Fehlsichtigkeiten, Kontaktlinsen, kosmetische Operationen

Inhaltsverzeichnis

© Der/die Autor(en), exklusiv lizenziert an Springer-Verlag GmbH, DE, ein Teil von Springer Nature 2023
B. Hartmann und W. Goertz, *Rote Augen, Grauer Star, Kranke Makula*,
https://doi.org/10.1007/978-3-662-67683-7_8

8.1 Kurzsichtigkeit, Weitsichtigkeit – welche Brille ist die richtige?

Welche Fehlsichtigkeiten gibt es?

Erstaunlicher als die Tatsache, dass es Fehlsichtigkeiten gibt, ist fast das Vorkommen von normalsichtigen Augen. Bei ihnen muss die Brechkraft von Hornhaut und Augenlinse exakt so groß sein, dass einfallende Lichtstrahlen auf der Netzhaut scharf abgebildet werden. Schon minimale Abweichungen oder Unregelmäßigkeiten der Hornhautoberfläche führen zur Fehlsichtigkeit (◘ Abb. 8.1).

Ist Kurzsichtigkeit (Myopie) das Gegenteil der Altersweitsichtigkeit (Presbyopie)?

Kurzsichtige Menschen sehen in kurzer Entfernung scharf, in größerer Entfernung dagegen unscharf. Bei der Alterssichtigkeit ist dies genau umgekehrt. Gegenstände in größerer Entfernung werden scharf gesehen, das Lesen ohne Brille ist jedoch nicht möglich.

Umgekehrt hat ein kurzsichtiges Auge Überlänge. Weit entfernte Gegenstände können ohne Hilfsmittel gar nicht scharf abgebildet werden. Nur in der Nähe liegende Gegenstände – im Extremfall erst in 10 cm oder noch

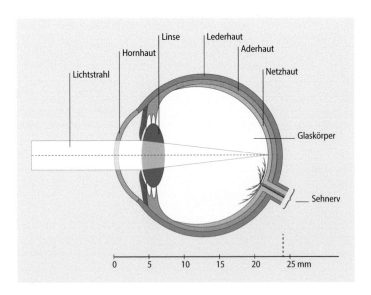

◘ **Abb. 8.1**   Normalsichtig. Die einfallenden Lichtstrahlen werden exakt in einem Punkt auf der Netzhaut gebündelt. (Quelle: Hartmann und Goertz 2019)

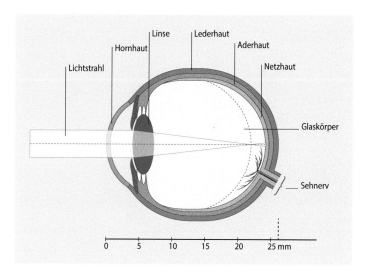

◘ Abb. 8.2   Kurzsichtig. Beim kurzsichtigen Auge werden die einfallenden Lichtstrahlen vor der Netzhaut gebündelt. Der Augapfel ist zu lang. (Quelle: Hartmann und Goertz 2019)

geringerem Abstand – können scharf abgebildet werden (◘ Abb. 8.2).

Alle anderen Fälle von Fehlsichtigkeit, also Weit- oder Stabsichtigkeit, sind deutlich komplizierter – wie entstehen diese Fehlsichtigkeiten?

Bei der Weitsichtigkeit (Hyperopie) bleibt aus bisher ungeklärter Ursache das Auge zu kurz, sodass auf der Netzhaut nur durch verstärkte Naheinstellungsreaktion der inneren Augenmuskeln (Akkommodation) ein scharfes Bild entstehen kann (◘ Abb. 8.3).

Die Stabsichtigkeit (Astigmatismus) entsteht durch eine Laune der Natur. Die Hornhaut ist bei den Betroffenen nicht gleichmäßig gekrümmt, sodass runde Gegenstände in die Länge gezogen werden. Ein Punkt also wird als Stab abgebildet, daher spricht man von der Stabsichtigkeit. Sie kommt sowohl allein als auch in Kombination mit Kurz- oder Weitsichtigkeit vor. Daher erscheint uns dies so kompliziert.

Akkommodation: Durch verstärkte Naheinstellung entsteht ein scharfes Bild

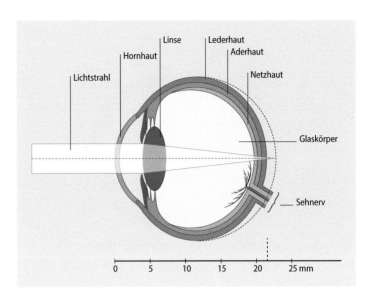

⬧ Abb. 8.3 Weitsichtig. Beim weitsichtigen Auge werden die einfallenden Lichtstrahlen hinter der Netzhaut gebündelt. Der Augapfel ist zu kurz. (Quelle: Hartmann und Goertz 2019)

Welche Brille ist die richtige?

Kleine Fehlsichtigkeiten muss man nicht unbedingt mit einer Brille auskorrigieren. Nur wenn die Sehschärfe durch eine Brille deutlich verbessert wird, ist sie sinnvoll.

Was ist die Sehschärfe?

Die Sehschärfenprüfung erfolgt mit Sehzeichen im 5-m-Abstand

Die Sehschärfe gibt an, wie gut ein Auge zwei nebeneinanderliegende Bildpunkte voneinander getrennt wahrnehmen kann. Bei der Sehschärfenprüfung (Visus) werden im 5-m-Abstand Sehzeichen angeboten. Durch das Vorhalten korrigierender Gläser (Minus-, Plus- oder Zylindergläser) kann die bestmögliche Korrektur ermittelt werden. Je kleiner die erkannten Zeichen sind, desto besser ist das Sehen. Die volle Sehschärfe gibt man mit 1,00 an. In Einzelfällen können sogar Höchstwerte von 1,25 und 1,60 erreicht werden.

Wovon hängt die Sehschärfe ab?

In der Netzhautmitte (Makula) ist die Zahl der für das Sehen entscheidenden Sehzellen am größten

Im Zentrum unserer Netzhaut liegt die Makula (gelber Fleck). Hier ist die Zahl der für das Sehen entscheidenden Sinneszellen, der Zapfen, am größten. Je mehr Zapfen in der Makula vorhanden sind, desto schärfer ist das Sehen. Netzhautrandbereiche enthalten weniger Zapfen, die Sehschärfe ist dort deutlich geringer.

Eine weitere wichtige Voraussetzung für gutes Sehen ist das richtige Verhältnis von Augenachslänge zur Brechkraft von Linse und Hornhaut. Ist es ausgewogen, so ist das Auge normalsichtig; die einfallenden Lichtstrahlen fallen genau auf einen Punkt der Netzhaut.

Ab der Mitte des Lebens muss man Zeitung und Buch beim Lesen weiter weghalten. Woran liegt das?

Um überleben zu können, müssen wir sowohl in der Ferne als auch in der Nähe scharf sehen. Das erfordert Muskelspiel. Durch den Ziliarmuskel wird die Augenlinse mal kugeliger, mal flacher, je nach Bedarf. Man nennt dies Naheinstellung (Akkommodation). Im Laufe unseres Lebens verlieren wir an jedem Tag ein wenig von dieser Fähigkeit. In der Mitte unseres Lebens reicht unsere Naheinstellung dann fürs Lesen nicht mehr aus. Wir benötigen die Lesebrille.

Kurzsichtige können einfach ihre Brille beim Lesen absetzen und erreichen so den gleichen Effekt. Alle anderen können eine Lesebrille oder entsprechende Kontaktlinsen tragen.

> Wir benötigen eine Lesebrille, wenn die Fähigkeit unserer Augen zur Naheinstellung abnimmt – „Augengymnastik" hilft da nicht

Fehlsichtigkeit kann man mit der passenden Brille ausgleichen. Die erste Brille – was muss man wissen?

Brillentragen ist nicht mit kranken Augen gleichzusetzen. Man kann daher selbstbewusst seine Brille tragen. Im Gegenteil: Brillenträger werden häufiger untersucht, und ihre Sehleistung ist daher meist besser als die von Nichtbrillenträgern.

- Brillenneulinge sollten randlose Fassungen bevorzugen, da hier kein Rahmen stört.
- Kunststoffgläser sind leichter, weniger zerbrechlich, aber empfindlicher für Kratzer. Kinder- und Sportbrillen sollte man immer mit Kunststoffgläsern wählen.
- Lichtschutzgläser sind getönt und bei verstärkter Blendempfindlichkeit zu empfehlen. Gefährlich sind sie beim Autofahren in der Dämmerung und nachts, da sie bei schlechten Lichtverhältnissen die Sehschärfe reduzieren.
- Die Entspiegelung von Brillengläsern ist zu empfehlen, da sie störende Lichtreflexe verringert.

> Fertigbrillen aus dem Supermarkt schaden nicht. Individuell angepasste Brillen vom Optiker können jedoch auch Seitenunterschiede und eine Hornhautverkrümmung ausgleichen

Was ist der Unterschied zwischen Einstärken- und Mehrstärkengläsern? Welche Spezialbrillen gibt es?

Die Gleitsichtbrille ermöglicht scharfes Sehen fern und nah

Ab Mitte 40 ermöglichen Einstärkengläser scharfes Sehen nur in einer festgelegten Entfernung. Mit der Fernbrille sieht man dann nur noch in größerer Entfernung scharf. Einstärkengläser kommen auch als Spezialbrille für die Computerarbeit, fürs Notenlesen oder als Lesebrille zum Einsatz. Sie werden für die jeweils gewünschte Entfernung genau berechnet. Ihr Träger muss sich aber entscheiden, welchem Zweck sie dienen soll. Stellt man sie fürs Computerarbeiten auf eine Entfernung von 80 cm ein, so kann man mit ihr nur in diesem Abstand scharf sehen. Für die Ferne (Autofahren) oder die Nähe (Lesen) ist sie dann ungeeignet.

Halbe Lesebrillen haben ebenfalls Einstärkengläser, ermöglichen aber den Blick in die Ferne über die Brille hinweg. Sie sind nur sinnvoll, wenn keine Fernkorrektur benötigt wird.

Die Gleitsichtbrille ist die elegante Lösung für scharfes Sehen fern und nah. Sogar mittlere Entfernungen werden scharf.

Bifokalbrillen und Trifokalbrillen sind eine Alternative zur Gleitsichtbrille. Sie haben deutlich sichtbare Trennlinien zwischen den verschiedenen optischen Zonen.

Die Bifokalbrille besteht aus einem Fern- und einem Nahteil. Sie kommt aber auch als Spezialbrille zum Einsatz. So kann man zum Beispiel den oberen Teil als Computerzone (scharf in 80 cm Abstand) und den unteren Teil zum Lesen (Leseabstand 40 cm) nutzen. Die Ferne bleibt in diesem Fall jedoch unkorrigiert.

8.2 Kontaktlinsen – was müssen Kontaktlinsenträger wissen?

Jugendliche mit einer Fehlsichtigkeit äußern häufig schon früh den Wunsch nach Kontaktlinsen. Ab welchem Alter sind Kontaktlinsen sinnvoll?

Das Einstiegsalter für Kontaktlinsen lässt sich nicht genau in Jahren angeben. Es hängt vielmehr davon ab, wie gewissenhaft die Jugendlichen mit ihren Kontaktlinsen umgehen. Vor dem 12. Lebensjahr sollten Kontaktlinsen aber nur in Ausnahmefällen angepasst werden (◧ Abb. 8.4).

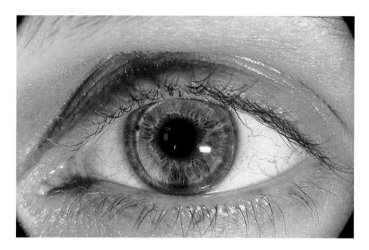

□ **Abb. 8.4** Die formstabile Kontaktlinse schwimmt auf dem Tränenfilm der Hornhaut. (Quelle: Grehn 2019)

Was müssen Kontaktlinsenneulinge wissen und lernen?

Das A und O beim Tragen von Kontaktlinsen sind sorgfältige Handhabung und Hygiene (Praktisches: Kontaktlinsenhygiene). Eine Abgabe von Kontaktlinsen sollte generell erst dann erfolgen, wenn der Kontaktlinsenneuling sicher mit seinen Linsen umgehen kann und alle Hygieneregeln beherrscht. Regelmäßige halbjährliche Kontrollen beim Augenarzt oder Optiker sollten in jedem Fall erfolgen. Nur so können mögliche Komplikationen frühzeitig erkannt und Kontaktlinsenschäden vermieden werden. Jugendliche müssen besonders aufmerksam betreut werden.

> Regelmäßige halbjährliche Kontrollen bei Augenarzt oder Optiker sind wichtig

Formstabile oder weiche Kontaktlinsen – welche Kontaktlinsen sind die richtigen?

Es gibt formstabile und weiche Kontaktlinsen zur Korrektur von Fehlsichtigkeiten. Kontaktlinsen werden generell aus Kunststoff hergestellt. Je nach Material und Geometrie gibt es aber große Unterschiede bei der Sauerstoffdurchlässigkeit und im Tragekomfort.

    Formstabile Kontaktlinsen schwimmen auf dem Tränenfilm, werden mit kleinerem Durchmesser angepasst und können aufgrund ihrer stabilen Form Unebenheiten der Hornhautoberfläche ausgleichen. Allerdings verursachen sie in der Anfangsphase ein Fremdkörpergefühl; man muss formstabile

> Es gibt große Unterschiede bei Kontaktlinsenmaterial und Sauerstoffdurchlässigkeit

Kontaktlinsen zu Anfang erst „eintragen", die tägliche Tragezeit wird dabei stundenweise erhöht.

Weiche Kontaktlinsen sollten so angepasst werden,
dass sie den Hornhautrand (Limbus) überdecken. Das „an-
schmiegsame" Material weicher Kontaktlinsen verursacht
auch beim ersten Tragen meist kaum ein Fremdkörpergefühl;
die lästige Eingewöhnungsphase entfällt. Manchmal kann es
erforderlich sein, zusätzlich Tränenersatzmittel zur Benetzung
zu tropfen. Jahres-Kontaktlinsen sollten regelmäßig zusätzlich durch Proteinentfernung von Ablagerungen befreit werden. Dies verlängert ihre Haltbarkeit und erhöht den Tragekomfort.

Tages-Kontaktlinsen verursachen die höchsten Material-
kosten, haben aber den Vorteil, dass kein Pflegemittel verwendet werden muss und Ablagerungen auf den Kontaktlinsen
durch den täglichen Wechselrhythmus erst gar nicht entstehen können. Diese Kontaktlinsen eignen sich daher besonders für Patienten mit Allergien gegen Kontaktlinsenpflegemittel und für Urlaubsreisen.

Wie häufig sollte man Kontaktlinsen erneuern?

Kontaktlinsen sollte
man regelmäßig
erneuern und dabei
die Herstellervorgaben
beachten

Je nach Kontaktlinsenmaterial sollte man weiche Kontaktlinsen regelmäßig erneuern. Tages-, Zwei-Wochen-, Monats-
und Jahres-Kontaktlinsen sind erhältlich. Trägt man die Kontaktlinsen länger als empfohlen, so kann es auch durch das
„verbrauchte" Kontaktlinsenmaterial zu Sauerstoffmangel
an der äußeren Hornhautschicht (Epithel) kommen. Mögliche Folgen sind auch in diesem Fall Hornhautschwellung
(Ödem), Gefäßneubildungen (Neovaskularisationen), Entzündungen und Geschwüre. Im schlimmsten Fall entstehen
Hornhautnarben, die eine Hornhautverpflanzung (Keratoplastik) erforderlich machen.

Welche Kontaktlinsen eignen sich besonders zur Korrektur der Stabsichtigkeit (Astigmatismus)?

Früher wurden bei Stabsichtigkeit überwiegend formstabile
Kontaktlinsen angepasst. Heute gibt es für fast alle Fälle von
Stabsichtigkeit auch passende weiche Kontaktlinsen, sodass
man die Kontaktlinsenwahl davon nicht mehr abhängig machen muss. Man kann in den meisten Fällen sowohl weiche
als auch formstabile Kontaktlinsen anpassen.

Wann sind Mehrstärkenkontaktlinsen sinnvoll?

Ab Mitte 40 benötigen wir zum Lesen eine Lesebrille, weil die Fähigkeit unserer Augen zur Naheinstellung (Akkommodation) abnimmt; man wird presbyop. Zur Korrektur dieser Presbyopie können die betroffenen Kontaktlinsenträger zu Mehrstärkenkontaktlinsen wechseln. Ähnlich wie bei Mehrstärkenbrillen kommen aber nicht alle Patienten mit solchen Kontaktlinsen zurecht, da auf kleinster Fläche verschiedene optische Zonen untergebracht sind. Man kann solche Kontaktlinsen zur Probe tragen und so herausfinden, ob man mit ihnen zurechtkommt.

Eine gute Alternative dazu ist es, die Kontaktlinsen so anzupassen, dass man mit dem Führungsauge in der Ferne scharf sieht und mit dem anderen Auge lesen kann; man nennt das Monovision. Im Alltag kommt man mit dieser Art der Korrektur im Allgemeinen gut zurecht. Das räumliche Sehen wird dadurch natürlich beeinträchtigt, und auch beim Führen eines Fahrzeugs sollte man bei dieser Art der Korrektur sicher sein, dass die so erreichte Sehschärfe für die Fahrsicherheit ausreicht.

Kommt man mit beiden oben genannten Korrekturmöglichkeiten der Altersweitsichtigkeit (Presbyopie) nicht zurecht, so bleibt nur die Möglichkeit, zusätzlich zu den Kontaktlinsen beim Lesen eine Lesebrille zu benutzen.

Mehrstärkenkontaktlinsen statt Lesebrille

Wie kann es durch Kontaktlinsen zu Schäden an der Hornhaut des Auges kommen?

Die Hornhaut unserer Augen besteht aus einer oberflächlichen Schicht (Epithel), einer mittleren Schicht (Stroma) und einer inneren Schicht, dem Endothel. Epithel und Endothel haben die Aufgabe, das Stroma zu entwässern, damit die Hornhaut klar bleibt. Gelingt dies nicht ausreichend, so kommt es zur Hornhautschwellung (Ödem). Sie kann bei Hornhauterkrankungen, aber auch durch Kontaktlinsenschäden entstehen.

Kontaktlinsen werden direkt auf die Hornhaut des Auges gesetzt, daher sind eine genaue Anpassung und sorgfältige Hygiene zur Vermeidung von Komplikationen besonders wichtig (Praktisches: Kontaktlinsenhygiene). Ist der Sitz der Kontaktlinse auf dem Auge nicht optimal, so kann sich die Kontaktlinse auf dem Tränenfilm nicht ausreichend bewegen, und die Hornhautoberfläche wird nicht gleichmäßig mit der Tränenflüssigkeit benetzt; man spricht von einer zu steilen Anpassung. Mögliche Folgen: kleinste ober-

Zur Vermeidung von Komplikationen ist sorgfältige Hygiene wichtig

flächliche Verletzungen durch trockene Hornhautstellen und Sauerstoffmangel. Werden die Kontaktlinsen trotzdem weitergetragen, so kommt es zu Gefäßneubildungen (Neovaskularisationen) am Hornhautrand, dem Limbus. Kleinste Epithelverletzungen sind aber auch Eintrittspforten für Krankheitserreger (Bakterien, Viren oder Pilze). Hornhautentzündungen und sogar Geschwüre können entstehen.

Warum sollte man die von den Herstellern empfohlene tägliche Tragedauer seiner Kontaktlinsen kennen und Kontaktlinsen nicht länger tragen?

Komplikationen entstehen durch zu langes Tragen von Kontaktlinsen

Jede Kontaktlinse hat abhängig von dem Material, aus dem sie gefertigt wurde, eine empfohlene tägliche Tragedauer. Trägt man die Kontaktlinsen länger, so kommt es zu Komplikationen, da die für die Augen unbedingt notwendige tägliche „Erholungspause" zu kurz ist. Trägt man die Kontaktlinsen länger, so kann es auch bei optimalem Kontaktlinsensitz und guter Hygiene zum Sauerstoffmangel in der Hornhaut und den oben beschriebenen Komplikationen kommen.

Wie bemerkt man Komplikationen durch Kontaktlinsen?

Hornhautschäden können zur Unverträglichkeit von Kontaktlinsen führen

Komplikationen machen sich nicht immer sofort bemerkbar. Im Gegenteil: Weiche Kontaktlinsen decken die Hornhaut ab. Dieser Verbandeffekt kann sogar dazu führen, dass diese Kontaktlinsenträger nur Beschwerden haben, wenn sie ihre Kontaktlinsen nicht tragen. Manchmal bemerken die Betroffenen aber auch ein Fremdkörpergefühl in den Augen; die Kontaktlinsen machen sich bemerkbar. Bindehaut- und Hornhaut können sich entzünden, man hat gerötete, brennende, manchmal auch verklebt wirkende Augen. In diesem Fall sollte man die Kontaktlinsen weglassen, eine Brille tragen und vom Augenarzt untersuchen lassen.

Sind Komplikationen in Form von Entzündungen oder Gefäßeinsprossungen erst einmal aufgetreten, so dürfen die Kontaktlinsen meist mehrere Wochen nicht getragen werden. Eine schwere Hornhautschädigung kann zur dauerhaften Kontaktlinsenunverträglichkeit führen. Die Alternativen in diesen Fällen sind Brille oder Augenlaserbehandlung.

Welches Pflegemittel sollte man verwenden?

Es gibt Kombinationslösungen, die zur Reinigung und Aufbewahrung von Kontaktlinsen verwendet werden können. Gelegentlich kommt es bei der Verwendung dieser Pflegemittel zur Unverträglichkeit, weil allergische Reaktionen auftreten.

Gelegentlich kommt es zu allergischen Reaktionen auf Kontaktlinsenpflegemittel

Wasserstoffperoxidlösungen desinfizieren weiche Kontaktlinsen. Anschließend ist aber immer eine Neutralisation erforderlich. Hierzu kann man Systeme mit Katalysatoren verwenden. Es gibt aber auch Tabletten oder Lösungen, mit denen man das Wasserstoffperoxid neutralisieren kann. Generell gilt: Man darf die Kontaktlinsen immer erst wieder einsetzen, wenn man sicher ist, dass die Neutralisation abgeschlossen ist. Anwendungsfehler können zu Verätzungen führen. In diesem Fall sollte man die Kontaktlinsen sofort wieder entfernen, die Augen gründlich ausspülen und vom Augenarzt untersuchen lassen.

Ablagerungen auf Kontaktlinsen führen zu vermindertem Tragekomfort

Warum sind eine regelmäßige tägliche Reinigung und die wöchentliche Proteinentfernung bei weichen und formstabilen Jahres-Kontaktlinsen so wichtig?

Weiche Jahres-Kontaktlinsen sollte man regelmäßig nach einem Jahr erneuern. Formstabile Kontaktlinsen kann man in manchen Fällen sogar zwei bis drei Jahre tragen. Dies setzt gute Pflege voraus: Neben der täglichen Reinigung sollten Jahres-Kontaktlinsen einmal pro Woche mit einem speziellen Proteinentferner behandelt werden. Wird dies vergessen, so entstehen in der Regel schon nach kurzer Zeit ausgeprägte Ablagerungen, die sich dann meist nicht mehr entfernen lassen; man benötigt eher neue Kontaktlinsen.

Praktisches: Kontaktlinsenhygiene
- Vor dem Einsetzen oder Herausnehmen von Kontaktlinsen sollte man die Hände immer gründlich waschen.
- Nach dem Einsetzen der Kontaktlinsen sollte man das Kontaktlinsendöschen immer ausleeren; so denkt man automatisch daran, täglich frisches Pflegemittel zu verwenden.
- Der Kontaktlinsenaufbewahrungsbehälter sollte ebenfalls regelmäßig gereinigt oder erneuert werden.

— Weiche oder formstabile Jahres-Kontaktlinsen sollten einmal pro Woche durch Proteinentfernung von Ablagerungen befreit werden.

— Kontaktlinsen sollten aus hygienischen Gründen nie mit anderen geteilt werden.

— Jede Kontaktlinsensorte hat eine empfohlene tägliche Tragezeit. Diese sollte unbedingt eingehalten werden, da es sonst zu Schäden an den Augen kommen kann.

— Es gibt Tages-, Monats- und Jahres-Kontaktlinsen. Diese Bezeichnungen geben das empfohlene Austauschintervall an. Auch dieses sollte man einhalten, um Komplikationen durch „altes" Kontaktlinsenmaterial vorzubeugen.

— Bei Augenrötung dürfen keine Kontaktlinsen getragen werden, daher sollten Kontaktlinsenträger auch immer zusätzlich eine aktuelle Brille besitzen.

8

8.3 Hornhautveränderungen: Keratokonus, Fuchs-Dystrophie

Welche Ursachen können zu einer Hornhauterkrankung führen, und was sind die Folgen?

Trübungen im Durchblickbereich führen zur Sehverschlechterung

Die Hornhaut des Auges ist vergleichbar mit einer Fensterscheibe, durch die wir die Welt betrachten. Zentrale Trübungen stören beim Durchblick und führen zur Sehverschlechterung. Veränderungen im Randbereich verursachen meist keine Beschwerden. Man unterscheidet zwischen erworbenen und angeborenen Hornhauterkrankungen. Altersveränderungen, Entzündungen, Verletzungen oder Allgemeinerkrankungen können ebenso zur Hornhauterkrankung führen wie genetisch bedingte, angeborene Veränderungen (◘ Abb. 8.5).

Was ist die krankhafte Hornhautwölbung (Keratokonus, Keratoglobus)?

Beim Keratokonus führen Dehnungslinien und Narben zu einer herabgesetzten Sehschärfe

Beim Keratokonus handelt es sich um eine seltene Erkrankung. Männer sind häufiger betroffen als Frauen. Bei einem Viertel der Betroffenen ist eine genetische Veranlagung bekannt, auch Umweltfaktoren werden vermutet.

Dabei kommt es zeitgleich mit der Pubertät zur beidseitigen Erkrankung der Hornhautmitte; sie wird dünner und spitzer. Im 4. Lebensjahrzehnt kommt es meist zum Stillstand

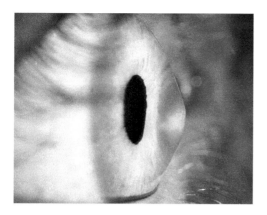

◨ **Abb. 8.5**   Keratokonus. Die Hornhaut wölbt sich kegelförmig vor. (Quelle: Grehn 2019)

der Veränderungen. Nimmt die Hornhaut eine kugelige Form an, so spricht man vom Keratoglobus.

Die Ursache liegt beim Keratokonus in einer fehlerhaften Anordnung der Kollagenfasern in der Hornhaut. Die Betroffenen sind meist kurzsichtig und bemerken zunächst nur, dass sich ihre Brillenwerte häufig ändern, manchmal von Tag zu Tag. Auch verkrümmt sich die Hornhaut zunehmend, Optiker und Augenärzte sprechen vom Astigmatismus. Leider liegt diese Verkrümmung beim Keratokonus nicht in einer Achse, sondern ist völlig unregelmäßig. Dehnungslinien und Narben sind die Ursachen. Eine genaue Abbildung auf der Netzhaut wird erschwert. Die Folgen: Betroffene sehen verschwommen, mit einem Auge doppelt, oder Lichtquellen bekommen einen Strahlenkranz.

Wie behandelt man den Keratokonus?

Eine optimale Korrektur ist mit einer Brille meist nicht möglich. Formstabile Keratokonus-Kontaktlinsen sollten versucht werden, um die Sehschärfe zu verbessern.

Zur Therapie gibt es zusätzlich das sogenannte Crosslinking. Mit diesem Verfahren vernetzt man die Kollagenfasern der Hornhaut neu und verhindert so, dass die Hornhaut immer dünner wird. Riboflavin und Ultraviolettstrahlung kommen beim Crosslinking zum Einsatz und stabilisieren das Kollagen der Hornhaut.

In schweren Fällen eine Hornhautverpflanzung (Keratoplastik) notwendig. Der Heilungsprozess nach Hornhautverpflanzung ist langwierig und kann zwei Jahre dauern. Eine Keratoplastik sollte daher erst erfolgen, wenn alle anderen

Mit dem Crosslinking werden die Kollagenfasern der Hornhaut stabilisiert

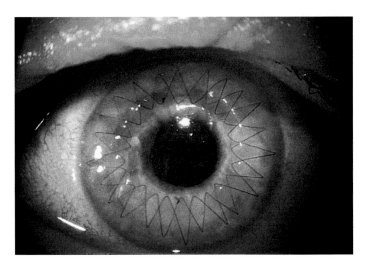

▣ Abb. 8.6   Zustand nach Hornhautverpflanzung. Man sieht die festge-
nähte Spenderhornhaut. (Quelle: Hartmann und Goertz 2019)

Optionen ausgeschöpft wurden. Auch müssen Betroffene weiter Kontaktlinsen tragen, nach Crosslinking und auch nach
Hornhautverpflanzung (▣ Abb. 8.6).

Was ist die Gefahr beim Keratoglobus?

Beim Keratoglobus ist die Hornhaut der „Kugel" sehr dünn.
Es besteht die Gefahr, dass Risse entstehen. Eine Hornhautverpflanzung ist dann häufig die Rettung.

Was ist die Fuchssche Hornhauterkrankung?

Von der Fuchsschen Erkrankung sind meist Frauen im mittleren Alter betroffen. Das Endothel an der Innenseite der
Hornhaut erkrankt. Hornhautschwellung (Ödem), Blasen-
bildung, Vernarbungen und Gefäßeinsprossungen können im
Verlauf zur Sehverschlechterung führen. In diesen schweren
Fällen wird eine Hornhautverpflanzung (Keratoplastik) erforderlich. Im Frühstadium kann eine Senkung des Augen-
drucks die Schwellung der Hornhaut positiv beeinflussen.

Was genau ist die Descement Mebrane Endothelial Keratoplasty (DMEK)?

Bei einer massiven Erkrankung des Hornhautepithels kommt es zu einer Hornhautschwellung. Eine Descement Mebrane Endothelial Keratoplasty (DMEK) kann erforderlich werden. Bei diesem operativen Verfahren wird nur die innerste Schicht der Hornhaut (Endothel) verpflanzt.

Was sind Landkarten-, Honigwaben- und Ringveränderungen – und wie entstehen Fingerabdrücke auf der Hornhaut?

Diese Namensgebungen beschreiben genetisch bedingte Hornhautveränderungen. Treten Fingerabdrücke auf der sonst klaren Hornhaut auf, so spricht man von der „Fingerprint-Dystrophie". Linien, die an den Geografieunterricht erinnern, beschreiben die landkartenförmige Dystrophie; Ringe und Honigwaben gibt es ebenfalls. Ursache all dieser Phänomene sind Epithelveränderungen. Schaut man durch Gitterlinien, so sind tiefere Hornhautschichten (Stroma) gitterartig verändert. Schaut die Hornhaut wie gehämmert aus (Cornea guttata), so ist die innerste Hornhautschicht, das Endothel, verändert.

Sehverschlechterung durch Kalziumablagerungen – was ist die bandförmige Hornhauterkrankung?

Bei der bandförmigen Hornhauterkrankung (Keratopathie) kommt es zu Trübungen, die meist am Rand beginnen und langsam zum Zentrum fortschreiten. Ursache sind Kalziumeinlagerungen nach Entzündung, als Medikamentennebenwirkung, hohe Kalziumwerte im Blut oder ein zu niedriger Augendruck nach Operationen.

Zur Therapie entfernt man zentralen Kalziumeinlagerungen operativ. Diese befinden sich nur in der oberflächlichen Hornhaut, dem Epithel. Die tieferen Schichten der Hornhaut bleiben unberührt.

Zunächst wird das Epithel chemisch mit sogenannten Komplexbildnern vorbehandelt und dann mechanisch abgeschabt. Neuerdings ist auch eine Therapie mit dem Laser möglich. Die Ursache der Erkrankung hat man damit leider nicht behoben. Häufig bilden sich erneut Ablagerungen.

Bei der bandförmigen Hornhauterkrankung (Keratopathie) kommt es zu Trübungen, die meist am Rand beginnen und langsam zum Zentrum fortschreiten.

Altersveränderungen der Hornhaut – was versteht man unter einem Arcus lipoides?

Eine typische Altersveränderung ist der Arcus lipoides (lat.: *arcus* „Bogen", gr.: *lipos* „Fett"). Kommt es im Alter zu einer Hornhautverdünnung im Randbereich, sind Fettablagerungen die Folge – ein Arcus lipoides entsteht. Er kann aber bei Fettstoffwechselstörungen auch schon in jungen Jahren auftreten. Da diese Trübung immer am Rand liegt, kommt es hierbei nie zu einer Sehverschlechterung.

8.4 Der Augenlaser (Excimerlaser) – gutes Sehen ohne Brille

Manchmal kommt es bei Patienten mit Fehlsichtigkeiten dazu, dass Kontaktlinsen nicht mehr vertragen werden, die Brille als Alternative aber ausfällt, da sie als lästig empfunden wird. Welche anderen Möglichkeiten zur Korrektur von Fehlsichtigkeiten gibt es?

Die zwei Alternativen zu Brille oder Kontaktlinsen:
- Augenlaserbehandlung
- Einsetzen einer Kunstlinse ins Auge

Was macht der Excimerlaser?

Der Excimerlaser ist ein Gaslaser (Argonfluorid). Er erzeugt Wellen, die Energie übertragen, und mit dieser Energie werden Teile der inneren Hornhautschicht (Stroma) abgetragen. Die eigentliche Laserbehandlung dauert meist nur wenige Minuten.

Was ist der Unterschied zwischen photorefraktiver Keratektomie (PRK) und Laser-in-situ-Keratomileusis (LASIK)?

Laser-in-situ-Keratomileusis (LASIK): Auf die Hornhautdicke kommt es an

Es gibt grundsätzlich 2 verschiedene Methoden der Augenlaserbehandlung. Beide Verfahren werden meist in örtlicher Betäubung durchgeführt, ein feiner Lidsperrer wird eingesetzt.

Bei der photorefraktiven Keratektomie (PRK) wird zunächst die oberflächliche Hornhautschicht (Epithel) entfernt. Anschließend wird die eigentliche Excimerlaserbehandlung durchgeführt: Teile der inneren Hornhaut (Stroma) werden abgetragen. Extrem wichtig ist hierbei die exakte Zentrierung des Lasers. Nach der Behandlung erhält der Patient einen Augensalbenverband und entzündungshemmende Augentropfen. Auch Verbandkontaktlinsen kommen zum Einsatz.

Die Laser-in-situ-Keratomileusis (LASIK) läuft ähnlich ab, das Hornhautepithel wird aber nicht entfernt, sondern es wird ein dünner Hornhautlappen geschnitten – ungefähr 0,15 mm dick –, der aufgeklappt wird. Anschließend erfolgt die Laserbehandlung mit dem Excimerlaser. Nach der Laserbehandlung wird die Hornhaut wieder geschlossen; der Lappen wird zurückgeklappt.

Welche Vorteile hat die „Small Incision Lenticule Extraction" (SMILE)?

Bei der Small Incision Lenticule Extraction (SMILE) wird kein Hornhautlappen mehr geschnitten. Im ersten Operationsschritt lasert der Operateur die Mitte der Hornhaut, nach genauen Berechnungen.

So entsteht in der Mitte der Hornhaut das Lentikel, überschüssiges Gewebe. Diese Gewebe wird nun über einen kleinen Tunnelschnitt am Rand herausgezogen. Diese elegante Methode ist für die Hornhaut deutlich schonender und führt dazu, dass die Patienten schon zwei Stunden nach der Operation keine Beschwerden mehr haben. Die Vorteile: Betroffene haben weniger Schmerzen, da kein Hornhautlappen mehr geschnitten werden muss.

> Bei derSmall Incision Lenticule Extraction (SMILE) muss kein Hornhautlappen geschnitten werden

Wann kann man eine Fehlsichtigkeit nicht mit der Lasermethode behandeln?

Sehr hohe Fehlsichtigkeiten kann man nicht mit dem Excimerlaser behandeln, weil man zur Korrektur mehr Hornhautsubstanz weglasern müsste, als vorhanden ist. In diesen Fällen kann man andere operative Verfahren in Erwägung ziehen: Es besteht zum Beispiel die Möglichkeit, eine Kunstlinse vor die natürliche Augenlinse ins Auge einzusetzen.

> Sehr hohe Fehlsichtigkeiten kann man mit dem Augenlaser nicht behandeln

Wie wird eine zusätzliche Hornhautverkrümmung (Stabsichtigkeit) korrigiert?

Zur Korrektur der Stabsichtigkeit muss die Hornhautoberfläche zunächst genau vermessen werden. Dabei kommt ein sogenannter Topograph zum Einsatz. Er liefert eine genaue Oberflächenanalyse, die an Landkarten aus dem Erdkundeunterricht erinnert. So kann genau festgelegt werden, welche Teile des Hornhautstromas abgetragen werden müssen, um die Stabsichtigkeit zu beheben. Dazu werden bei dieser Laserbehandlung Schablonen oder spezielle Computerprogramme verwendet. Manchmal sind sogar 2 Eingriffe erforderlich – die zweizeitige Operation –, um ein möglichst exaktes Ergebnis zu erreichen.

8

Welche Komplikationen können bei der Augenlaserbehandlung auftreten?

Nach der Augenlaserbehandlung sind trockene Augen für ungefähr 6 Monate völlig normal

Wird der Laser nicht optimal zentriert, so wird die Fehlsichtigkeit nicht ausreichend behoben. Eine weitere Laserbehandlung wird erforderlich. Bei Patienten mit trockenem Auge (Sicca-Syndrom) kann sich die Heilung verzögern. Nach der Laserbehandlung ist die Hornhautempfindlichkeit herabgesetzt und die Verletzungsgefahr deshalb erhöht. Im schlimmsten Fall können Hornhautnarben zu einer Sehverschlechterung führen.

Was kostet die Augenlaserbehandlung?

Wichtig: ein guter Operateur und bestmögliche Lasertechnologie

Patienten sollten bei der Wahl ihres Operateurs nicht die Kosten als Auswahlkriterium wählen. Man macht diesen Eingriff in der Regel nur einmal: Er muss aber präzise ausgeführt werden, damit es anschließend nicht zu Komplikationen kommt. Man sollte sich bewusst machen, dass gesunde Augen operiert werden. Es darf dabei nichts schiefgehen. Wichtigste Voraussetzungen dafür sind ein erfahrener, präzise arbeitender Operateur und die bestmögliche, neueste Lasertechnologie.

Welche Krankheiten kann man mit dem Excimerlaser behandeln?

Die wiederkehrende Hornhautabschürfung (Erosio) ist häufig Folge einer Hornhautverletzung. Haftet das oberflächliche

Hornhautepithel anschließend nicht ausreichend am Stroma – der Unterlage –, so kommt es immer wieder zur schmerzhaften Eröffnung des Epithels. Mit dem Excimerlaser kann man dies behandeln; man lasert die Oberfläche, und durch die so erreichte verbesserte Haftung kann der Defekt heilen.

8.5 Schlaffe Oberlider – wiederhergestellte Augenschönheit

Im Laufe des Lebens können die Oberlider schlaffer werden; es bildet sich überschüssige Oberlidhaut (Dermatochalasis). Sie lässt sich in den meisten Fällen gut operativ entfernen – die Augen erscheinen wieder größer, wacher, weniger müde. Da es sich bei diesem Eingriff um eine kosmetische Operation handelt, werden die Kosten von den Krankenkassen meist nicht übernommen.

Überschüssige Oberlidhaut lässt sich gut operativ entfernen

Was sollte man vor der Operation beachten?

Alle Medikamente zur Hemmung der Blutgerinnung sollten nach Rücksprache mit dem Hausarzt abgesetzt werden. Der häufig verwendete Begriff „Blutverdünnung" ist nicht korrekt, da unser Blut durch diese Medikamente nicht verdünnt wird; sie hemmen die Blutgerinnung.

Folgende Substanzen sollte man vor Operationen nach Rücksprache mit dem Hausarzt absetzen:
- Phenprocoumon (z. B. Marcumar)
- Azetylsalizylsäure (z. B. Aspirin)
- Heparin
- Clopidogrel (z. B. Plavix)
- Ginseng
- Ginkgo

Galgant (Ingwer), Weißdorn und Johanniskraut kann man ohne Bedenken weiter anwenden. Sie beeinflussen die Blutgerinnung nicht. Galgant wirkt entzündungshemmend auf die oberen Luftwege und den Magen-Darm-Bereich, Weißdorn stärkt das Herz und Johanniskraut wird bei Depressionen eingesetzt.

Örtliche Betäubung oder Narkose?

Man kann Lidoperationen sowohl in örtlicher Betäubung als auch in Vollnarkose durchführen. Meist entscheidet man sich

aber für den Mittelweg. Dabei wird ein Medikament zur Be-
ruhigung gespritzt, damit man die Spritze zur örtlichen Betäubung am Auge nicht spürt. Während der Operation ist
man dann wach, hat aber keine Schmerzen.

Was wird bei der Operation genau gemacht?

Die Heilung nach der
Operation dauert meist
2 Wochen

Zuerst – noch vor der Spritze zur örtlichen Betäubung –
zeichnet der Operateur mit einem Farbstift die Schnittfüh-
rung auf. Dabei erkennt er genau, wie viel Haut er entfernen
darf, um den Lidschluss nicht zu gefährden und trotzdem ein
kosmetisch schönes Ergebnis zu erzielen.

Anschließend wird die überschüssige Lidhaut entfernt,
und die Hautschnittränder werden meist mit vielen kleinen
Einzelnähten oder einer fortlaufenden versorgt. Diese Haut-
nähte werden in der Regel nach 5–10 Tagen entfernt.

Welche Komplikationen können auftreten?

Mögliche Komplikationen sind durch Blutung entstehende
Blutergüsse, Entzündungen und eine unschöne Narbenbildung; man nennt das Keloidbildung. Vor einer kosmetischen
Operation sollte man alte Narben betrachten, um zu erkennen, ob eine Veranlagung zur Keloidbildung besteht.

Wie sollte man die operierten Oberlider nach der Operation behandeln?

Silikongel gegen
Keloidbildung

In der 1. Woche nach der Operation sollte man dreimal am
Tag entzündungshemmende, antibiotische Augensalbe auf
die Oberlider tupfen. Während dieser Zeit sollte man die betroffenen Gebiete nicht waschen. Anschließend hat sich die
Behandlung mit Kortisonsalben oder Silikongel bewährt, um
der Keloidbildung entgegenzuwirken.

Lidfehlstellungen – wenn die Wimpern nach innen wachsen

Zu den lästigen, aber eher harmlosen Begleiterscheinungen
des Alterns kann die Erschlaffung des Lidbändchens und des
zugehörigen Bindegewebes gehören. Der Lidapparat wird in-
stabil, und der Lidschlussmuskel kann sich verkrampfen.

Mögliche Folgen: Die Wimpernreihe kann sich nach innen (Entropium) oder nach außen (Ektropium) kehren. Diese Fehlstellungen erfordern eine Lidoperation, da es sonst zu Schäden an Hornhaut und Bindehaut kommen kann.

8.6 Vergrößernde Sehhilfen, Leuchten, Lupen, Lesegeräte

Sehschwäche – welche Hilfsmittel können Betroffene nutzen?

Eine optimale Beleuchtung ist das A und O für Sehbehinderte. Starke Leuchten sind sehr hilfreich, besonders für Sehbehinderte.

Optische Lesehilfen sind die klassische Lupe oder Lupenbrillen. Sie sind einfach in der Handhabung.

Man kann sie mit einem zusätzlichen Kantenfilter bekommen, dieser verstärkt das Kontrastsehen.

Elektronische Lupen arbeiten mit einer Kamera. Diese nimmt beispielsweise den Text auf, der gelesen werden soll. Anschließend wird dieser vergrößert wiedergeben. Elektronische Lupen sind mobil, so helfen sie Sehbehinderten besonders im Alltag, beispielsweise im Restaurant oder beim Einkaufen. Die Vergrößerung erlaubt eine bis zu 28-fache Vergrößerung.

Bildschirmlesegeräte vergrößern bis zu 100-fach. Sie reduzieren Reflexe auf glänzenden Oberflächen und Schattenwurf beim Schreiben mit der Hand.

Vorlesesysteme kommen besonders bei Patienten zum Einsatz, die schnell ermüden oder mit Lupen oder Bildschirmlesegeräten keine Lesefähigkeit erreichen können. Dabei setzt man die Vorlesebrille einfach auf und bekommt den vorliegenden Text vorgelesen.

Blindenstock: Auch der klassische Blindenstock wurde weiterentwickelt. Heute gibt es Blindenstöcke, die sich mit dem Handy verbinden und über Sensoren per Vibration vor Hindernissen warnen können. Auch ist es möglich, Fahrpläne des öffentlichen Nahverkehrs (ÖPNV) abzurufen und an der gewünschten Haltestelle einen sogenannten „Aussteigealarm" auszulösen.

Eine optimale Beleuchtung ist sehr hilfreich

Informatives: Blindengeld

Manche Augenkrankheiten – beispielsweise die genetisch bedingte Retinopathia pigmentosa – können zur Erblindung führen, da man sie zurzeit noch nicht wirksam behandeln kann. Andere Augenkrankheiten führen manchmal trotz Behandlung zu einer massiven Sehverschlechterung.

Das Fachwort Blindheit beschreibt den völligen Verlust der Sehfunktion. Vor dem Gesetz gilt man bereits als blind, wenn man sich in einer unbekannten Umgebung nicht mehr zurechtfinden kann. In diesen Fällen können die Betroffenen Blindengeld beantragen. Diese finanzielle Unterstützung bekommt man unabhängig vom eigenen Einkommen und den Vermögensverhältnissen. Ihr Ziel ist es, dass die Betroffenen weiterhin am öffentlichen Leben teilnehmen und beispielsweise kulturelle Veranstaltungen besuchen können.

8

Serviceteil

Glossar

Abducens: sechster Hirnnerv. Bei einer Lähmung kann das betroffene Auge nur noch wenig nach außen bewegt werden.

Ablatio retinae: Netzhautablösung

Aderhautmelanom: bösartiger Tumor der Aderhaut.

Akkommodation: Die Augenlinse ist nicht starr, sie hängt in ihrem Halteapparat, den Zonulafasern, und kann vom Ziliarmuskel in ihrer Form verändert werden. Sie ist mal kugelig, mal flacher; man nennt das Akkommodation. Unsere Augen stellen ein Bild scharf, indem die Augenlinse immer so gekrümmt ist, dass das einfallende Licht genau auf die Netzhaut fällt.

Amaurose: Blindheit. Die Lichtwahrnehmung ist erloschen.

Amaurosis fugax: vorübergehende – meist einseitige – Erblindung, die nur einige Minuten dauert. Eine Amaurosis fugax kann Vorbote eines bleibenden Gefäßverschlusses sein.

Amblyopie: kann ein Auge in den ersten Lebensjahren nicht die volle Sehschärfe ausbilden, weil eine einseitige Fehlsichtigkeit, ein Schielen oder eine einseitige Augenerkrankung dieses Auge benachteiligen, so entwickelt dieses Auge eine Sehschwäche; es wird amblyop.

Amiodaron: Herzmedikament, welches zu wirbelartigen Hornhauteinlagerungen führt.

Amsler-Gittertest: Test, mit dem man prüfen kann, ob Augen verzerrt sehen. Linien wellig gesehen, spricht man von Metamorphopsie.

Arcus lipoides: Trübungsring durch Lipidablagerungen am Hornhautrand, ohne Krankheitswert.

Basaliom: bösartiger Tumor der Haut.

Basedow-Krankheit: Bei der Basedow-Krankheit werden Antikörper gegen körpereigenes Gewebe gebildet. An den Augen führt diese Erkrankung zur Zunahme des Volumens im Inneren der Augenhöhle. Die Folge: Die Augen treten hervor, ein sogenannter Exophthalmus entsteht.

Becherzellen: Zellen der Bindehaut, die die eiweißreiche Muzinschicht des Tränenfilms produzieren.

Beta-Karotin: Farbstoff, der die Zellen unserer Netzhaut vor schädlichen Lichteinflüssen schützt.

Cerclage: Operation bei Netzhautablösung. Man legt dabei eine Art Gürtel um das Auge. Die abgehobene Netzhaut wird so wieder angelegt.

Chalazion: Hagelkorn, Entzündung am Augenlid. Häufig bildet sich eine bindegewebige Kapsel. Der zurückbleibende "Knubbel" verursacht keine Schmerzen.

Chlamydien: Erreger, die sexuell übertragen werden. Sie können zur Bindehautentzündung und auch zu Entzündungen im Bereich von Scheide und Harnröhre führen.

Chloroquin: Malaria- und Rheumamittel. Es führt zum schießscheibenartiges Aussehen der Makula (Chloroquinmakula).

Chorioidea: Aderhaut. Die Aderhaut enthält zahlreiche Blutgefäße und ernährt unsere Augen.

Chorioretinopathia centralis serosa (CCS): Erkrankung der Netzhautmitte (Makula) mit Netzhautschwellung. Stress ist eine mögliche Ursache.

Computertomographie (CT): Schichtaufnahmen, welche liegend in einer Röntgenröhre gemacht werden.

Cornea guttata: Hornhauterkrankung durch Ablagerung von Kollagenklümpchen.

Cornea verticillata: Hornhaut mit wirbelartigen Veränderungen. Auslöser kann beispielsweise das Herzmedikament Amiodaron sein.

CrossLinking: Verfahren, bei welchem die Kollagenfasern der Hornhaut neu vernetzt werden. Riboflavin und Ultraviolettstrahlung kommen zum Einsatz.

Dakryoadenitis: Entzündung der Tränendrüse.

Dakryozystitis: Entzündung des Tränensackes.

Dermatochalasis: Hautüberschuss am Oberlid.

Dermoidzyste: versprengte Keimzellen. Diese Zysten enthalten beispielsweise Schweißdrüsen, Talgdrüsen und Haare.

Diabetes mellitus: Zuckerkrankheit

Diabetische Makulopathie: Erkrankung der Netzhautmitte (Makula) durch Zuckerkrankheit.

Diabetische Retinopathie: die Zuckerkrankheit kann an der Netzhaut zu typischen Veränderungen führen. Gefäßaussackungen (Aneurysmen), Punktblutungen und Fettablagerungen sind mögliche Folgen. Im schlimmsten Fall treten Gefäßneubildungen (Proliferationen) auf.

Diplopie: Doppeltsehen

Drusen: kleine, gelbliche Ablagerungen meist in der Netzhautmitte (Makula).

Ektropium: Lidfehlstellung mit auswärts gedrehtem Lidrand.

Endokrine Orbitopathie: typische Augensymptome, die bei Schilddrüsenerkrankung (Basedow-Krankheit) auftreten.

Endophthalmitis: Entzündung im Auge. Bei jeder Eröffnung des Augapfels besteht die Gefahr einer Endophthalmitis. Eine Endophthalmitis wird mit entzündungshemmenden Medikamenten (Antibiotika) und der operativen Entfernung des Glaskörpers (Vitrektomie) behandelt.

"Small Incision Lenticule Extraction" (SMILE): Laserverfahren zur Behandlung von Fehlsichtigkeiten. Es wird dabei kein Hornhautlappen geschnitten.

Endokrine Orbitopathie: typische Augensymptome, die bei Schilddrüsenerkrankung (Basedow-Krankheit) auftreten.

Engwinkelglaukom: Glaukomform mit engem Kammerwinkel.

Entropium: Lidfehlstellung mit einwärts gerolltem Lidrand.

Episkleritis: Entzündung der Episklera. Die Episklera ernährt die Lederhaut.

Excimer-Laser: Gaslaser (Argonfluorid). Er erzeugt Wellen, die Energie übertragen, und mit dieser Energie werden Teile der inneren Hornhaut des Auges (Stroma) abgetragen.

Exophthalmus: Zunahme des Volumens im Inneren der Augenhöhle; die Augen treten hervor.

Fazialisparese: Lähmung des siebten Hirnnervs. Die Folge: eine Gesichtslähmung mit unvollständigem Lidschluss (Lagophthalmus).

Fibrinolyse: Therapiemöglichkeit, um ein Blutgerinnsel aufzulösen.

Fluoreszenzangiographie: Farbstoff-Fotoserie vom Augenhintergrund.

Fuchssche Hornhautdystrophie: Erkrankung, bei der die Innenseite der Hornhaut (Endothel) erkrankt.

Fundus hypertonicus: typische Netzhautveränderungen durch Bluthochdruck.
Die erkrankte Netzhaut zeigt verengte, korkenzieherartig veränderte Blutgefäße mit verschiedenem Durchmesser (Kaliberschwankungen) und Blutungen. Kleine Wattebällchen („Cotton-wool-Herde") entstehen. Im schlimmsten Fall schwillt der Sehnervkopf an, man spricht vom Papillenödem.

Fundus myopicus: Rückbildung von Netzhautgewebe, typische Netzhautveränderungen bei hoher Kurzsichtigkeit (Myopie).

Gesichtsrose: Entzündung durch Herpesviren im Gesicht.

Glaskörpereinblutung: Russregen und schwarze Spinnweben sind typische Symptome einer Glaskörpereinblutung. Blut, welches sich im Glaskörperraum befindet, wird von Betroffenen nicht rot gesehen, es erscheint schwarz.

Glaukom: grüner Star, Erkrankung des Sehnervkopfes, der Papille. Gesichtsfeldausfälle sind die Folge, im schlimmsten Fall kommt es zur Erblindung.

Glaukomanfall: Beim Glaukomanfall kommt es durch Verschluss des Kammerwinkels zu einem massiven Anstieg des Augeninnendruckes. Unbehandelt führt der Glaukomanfall innerhalb von kürzester Zeit zu massiven Schäden am Sehnervkopf.

Gonioskopie: Inspektion des Kammerwinkels.

Goniotrepanation: klassische Glaukomoperation, bei der ein künstlicher Abfluss des Kammerwassers unter die Bindehaut geschaffen wird.

Hämangiom: Blutschwämmchen

Hemianopsie: halbseitige Gesichtsfeldausfälle

Herpes simplex: bläschenförmige Hautveränderungen, die durch Herpes-Viren verursacht werden.

Herpes zoster: Gürtelrose. Ursache: Herpes-Viren. Am Auge können sich Bindehaut, Hornhaut, Regenbogenhaut und im schlimmsten Fall auch die Netzhaut entzünden.

Heuschnupfen: Antikörperreaktion unseres Immunsystems auf Proteine aus Pollen und Gräsern.

Hordeolum: Gerstenkorn. Schmerzhafte Entzündung am Augenlid. Sie wird durch Bakterien verursacht.

Hornersche Erkrankung: Einseitig enge Pupille, hängendes Oberlid, zurückgesunkener Augapfel.

Hornhaut-Erosio: Schürfung der Hornhaut, bei der die äußere Hornhautschicht (Epithel) verletzt wird.

Hortonsche Erkrankung: Bei der Hortonschen Erkrankung entzünden sich die Arterien, besonders die Schläfe ist betroffen. Schläfenkopfschmerz, Kauschmerz und Gewichtsverlust sind typisch. Ein Sehnervinfarkt droht. Schon bei Verdacht auf diese Erkrankung muss sofort hochdosiert mit Kortison behandelt werden.

Hyperopie: Weitsichtigkeit

Hyposphagma: Bindehauteinblutung

Intraokularlinse: Kunstlinse, die bei der Staroperation ins Auge eingesetzt wird.

Iridektomie: Operativ wird ein Loch in die Regenbogenhaut geschnitten, um einen sicheren Abfluss des Kammerwassers bei engem Kammerwinkel zu schaffen.

Iris: Regenbogenhaut

Iritis: Entzündung der Regenbogenhaut.

Kapselfibrose: Nachstar, Trübung der hinteren Linsenkapsel.

Kapselhäutchenglaukom: Glaukomform mit Ablagerungen im Kammerwinkel.

Kapsulorhexis: Operationsschritt bei der Kataraktoperation, Eröffnung der vorderen Linsenkapsel.

Katarakt: grauer Star, Trübung der Augenlinse.

Kelloidbildung: unschöne Narbenbildung durch überschießendes Wachstum von Fibroblasten der Haut.

Keratitis dendritica: bäumchenartige Entzündung der Hornhaut, welche durch Herpes-Viren verursacht wird.

Keratitis: Entzündung der Hornhaut.

Keratoglobus: Hornhauterkrankung, bei der die Hornhaut eine kugelige Gestalt annimmt.

Keratokonus: Hornhauterkrankung, die zu einer kegelförmig vorgewölbten Hornhaut führt.

Keratopathie, bandförmige: Kalziumeinlagerungen, die am Rand der Hornhaut beginnen und langsam zum Zentrum fortschreiten.

Keratoplastik: operative Hornhautverpflanzung.

Konjunktivitis epidemica: Die „Augengrippe" wird durch Viren ausgelöst.
Sie ist hochinfektiös, und Hygiene ist hier besonders wichtig.

Konjunktivitis: Entzündung der Bindehaut. Mögliche Ursachen: Bakterien, Viren, Pilze, Allergien, trockene Augen, UV-Strahlen, Verätzung.

Kornea: Hornhaut des Auges

Kryotherapie: Kältebehandlung der Netzhaut. Dabei wird von außen ein Kälteherd (-70°C) auf einen Netzhautriss gesetzt.

Lagophthalmus: unvollständiger Lidschluss im Rahmen einer Gesichtslähmung.

Laser-in-situ-Keratomilieusis (LASIK): Laserbehandlung zur Korrektur von Fehlsichtigkeiten

Lasertrabekuloplastik: Laserherde werden in das Trabekelwerk des Kammerwinkels gesetzt. Die Laserherde bilden Narben, in deren Umgebung der Abfluss des Kammerwassers deutlich verbessert wird; der Augeninnendruck wird auf diese Weise gesenkt.

Lutein: Farbstoff, der die Zellen unserer Netzhaut vor schädlichen Lichteinflüssen schützt.

Magnet-Resonanz-Tomograph (MRT): Schichtaufnahmen unter Einsatz von Magnetfeldern.

Makula: Netzhautmitte, wichtigste Stelle des Auges, sie hat einen Durchmesser von etwa fünf Millimetern. Hier überwiegen die Zapfen. Im Zentrum der Makula liegt die Sehgrube (Fovea). Aufgrund der gelblichen Farbe wird die Makula auch gelber Fleck genannt.

Makuladegeneration: Erkrankung der Netzhautmitte (Makula). Bei der altersabhängigen Makula-Degeneration (AMD) unterscheidet man eine trockene und eine feuchte Form.

Makulaödem: Schwellung der Netzhautmitte (Makula).

Meibom-Drüsen: Drüsen der Augenlider, die die Lipidschicht des Tränenfilms bilden.

Menière-Syndrom: Schwindel, Schwerhörigkeit und Ohrgeräusch.

Migraine ophthalmique: „Augenmigräne". Migräneform ohne Kopfschmerzen.

Sehstörungen führen die Betroffenen häufig zum Augenarzt.

Mikroschielen: Sehr geringe Abweichung vom Parallelstand der Augen. Ohne Augenuntersuchung ist ein Mikroschielen meist nicht erkennbar.

Milie: Talgzyste

Miosis: auffällig enge Pupillen.

Mouches volantes: Glaskörpertrübungen, die kleine Schatten auf die Netzhaut werfen. Betroffene sehen sie als „fliegende Mücken".

Multiple Sklerose (MS): schleichende, entzündliche Veränderung des Nervensystems.

Myasthenie: schmerzlose Muskelschwäche. Die Oberlider werden im Tagesverlauf immer schwerer.

Mydriasis: erweiterte Pupillen.

Myopie: Kurzsichtigkeit

Nävus: Muttermal

Nervus abducens: 6. Hirnnerv

Nervus facialis: Gesichtsnerv (7. Hirnnerv)

Nervus oculomotorius: 3. Hirnnerv

Nervus trochlearis: 4. Hirnnerv

Netzhautablösung: Eine Netzhautablösung entsteht, wenn sich die Netzhaut von ihrer Unterlage, dem retinalen Pigmentepithel, abhebt.

Neuritis nervi optici: Entzündung des Sehnervs. Das Sehen wird plötzlich einseitig schlechter, und im Gesichtsfeld zeigen sich Ausfälle. Retrobulbärneurits und Papillitis sind mögliche Erscheinungsformen.

Normaldruckglaukom: Glaukomform mit Augendruckwerten, die im Normalbereich liegen.

Nystagmus: Augenzittern, unwillkürliche rhythmische Augenbewegungen.

Okuläre Hypertension: Augendruckerhöhung. Ein Schaden am Sehnerv ist noch nicht entstanden, und das Gesichtsfeld ist völlig intakt.

Okulomotorius: dritter Hirnnerv. Bei einer Lähmung hängt das Oberlid (Ptosis), und das betroffene Auge weicht nach außen ab.

Optische Kohärenztomographie (OCT): Bei dieser Untersuchung entstehen feinste Schichtaufnahmen von Makula und Sehnerv.

Orbitaphlegmone: Ausbreitung der Entzündung in die Augenhöhle. Fieber, Schmerzen, Schüttelfrost und Lidschwellung sind die Symptome. Es besteht Lebensgefahr. Entzündungshemmende Infusionen (Antibiotika) sind das Mittel der Wahl.

Orthoptistin: Der Beruf der Orthoptistin beschäftigt sich mit dem Erkennen und Behandeln von Erkrankungen, die das beidäugige Sehen betreffen. Sie arbeitet in der Sehschule.

Pachymetrie: Messung der Hornhautdicke.

Papille: Sehnervkopf

Papillenödem: Schwellung des Sehnervkopfes.

Parkinsonsche Krankheit: "Schüttellähmung". Langsam fortschreitender Verlust von Nervenzellen im Gehirn. Symptome: Bewegungsarmut, Muskelstarre, Zittern in Ruhe (Ruhetemor).

Perimetrie: Gesichtsfelduntersuchung

Phakoemulsifikation: Die trüben Augenlinse wird mit Ultraschall verflüssigt und abgesaugt, Operationsschritt bei der Kataraktoperation.

Presbyopie: Altersweitsichtigkeit

Proliferationen: Gefäßneubildungen, die im Zusammenhang mit Zuckerkrankheit (Diabetes), Bluthochdruck, Gefäßverschlüssen, Entzündungen der Netzhautvenen und als Folge unreifer Netzhaut beim Frühgeborenen entstehen können.

Pseudophakie: Nach Kataraktoperation übernimmt eine Kunstlinse die optische Funktion der ursprünglichen Augenlinse.

Pterygium: Das Flügelfell ist eine Bindehautfalte die auf die Hornhaut vorwächst.

Ptosis: hängendes Oberlid, wenn das Lid vom Lidheber-Muskel nicht mehr ausreichend angehoben werden kann.

Retina: Netzhaut

Retinoblastom: häufigster bösartiger Augentumor im Kindesalter. Er ist genetisch bedingt. Symptome können eine weiße Pupille (Leukokorie), Schielen und Entzündungszeichen sein.

Retinol: Vitamin A. Dieses Vitamin kommt nur in tierischen Nahrungsmitteln vor. Pflanzliche Farbstoffe (Lutein und Beta-Karotin) können von unserem Körper in Vitamin A umgewandelt werden.

Retinopathia pigmentosa: genetisch bedingte Erkrankung, bei der vorwiegend die Stäbchenfunktion betroffen ist. Nachtblindheit, Gesichtsfeldausfälle und eine Sehverschlechterung sind die Folgen.

Rubeosis iridis: Gefäßneubildungen im Bereich der Regenbogenhaut.

Sehnervinfarkt: Arterienverschluss im Bereich des Sehnervs. Mögliche Ursachen: Arteriosklerose, Bluthochdruck, Zuckerkrankheit, erhöhte Blutfette. Ein Sehnervinfarkt kann auch im Rahmen einer Gefäßentzündung bei der Hortonschen Erkrankung entstehen.

Sekundärglaukom: Glaukom als Folgeerkrankung anderer Augenkrankheiten.

Selektive Laser-Trabekuloplastik (SLT): Glaukomtherapie, bei der ausschließlich die Pigmentzellen des Trabekelwerkes mit dem Laser behandelt werden.

Sicca-Syndrom: trockenes Auge

Sklera: Lederhaut

Skleritis: Entzündung der Lederhaut.

Skotom: Gesichtsfeldausfall

Stauungspapille: Schwellung des Sehnervkopfes. Stauungspapillen sind Zeichen für einen erhöhten Hirndruck. Mögliche Ursachen: Hirntumor, Entzündung von Gehirn oder Hirnhäuten.

Strabismus: Schielen liegt vor, wenn ein Auge auf ein Objekt blickt, während das andere von der Zielrichtung abweicht. Von Konvergenz spricht man, wenn das schielende Auge nach innen blickt. Eine Abweichung nach außen nennt man Divergenz.

Trochlearis: vierter Hirnnerv. Bei einer Lähmung des Trochlearis weicht das betroffene Augen nach oben ab.

Ulcus marginalis: Hornhautgeschwür, welches am Rand der Hornhaut liegt.

Ulcus serpens: Hornhautgeschwür, welches seine Lage verändert.

Vertigo: Schwindel

Vitrektomie: operative Entfernung des Glaskörpers.

Xanthelasmen: Fetteinlagerungen im Lidbereich.

Zellophanmakulopathie: Häutchenbildung vor der Netzhautmitte (Makula).

Ziliarkörper: Struktur, von der Kammerwasser gebildet wird. Das Kammerwasser füllt den vorderen Augenabschnit aus.

Literatur

Augustin AJ (2011) Collins JF (2001) Augenheilkunde, 2. Aufl. Springer, Heidelberg

Grehn F (2019) Augenheilkunde, 32. Aufl. Springer, Heidelberg

Hartmann B, Goertz W (2013) Augen-Sprechstunde, 2. Aufl. Springer, Heidelberg

Hartmann B, Goertz W (2019) Arbeitsplatz Augenpraxis, 2. Aufl. Springer, Heidelberg

Heimann H, Kellner U, Foerster M (2004) Angiographie-Atlas des Augenhintergrundes. Thieme, Stuttgart

Holz P, Spaide B Altersabhängige Makuladegeneration, 3. Aufl., Springer, Heidelberg

Joussen, Retinale Gefäßerkrankungen 2011/2012, Springer, Heidelberg

Seitz B (2012) Ausgewählte Aspekte der Kinderophthalmologie für Nichtkinderophthalmologen

Shajari M, Priglinger S, Kohnen T, Kreutzer T, Mayer W (2023) Katarakt- und Linsenchirurgie, 1. Aufl. Springer, Heidelberg

Stichwortverzeichnis

A

Abduzenslähmung 81
Add-on-Linse 35
Aderhautmelanom 113
Akkommodation 130, 135, 137
Alkohol 122
Allergien 14
– Allergischer Schock 16
– Asthmaanfall 16
– Bakterientoxine 15
– Konservierungsstoffe 15
– Pflanzenpollen 14
– Tierhaare 14
Altersbedingte Makuladegeneration 38
Altersdiabetes 103
Alterungsprozess 27
Amaurosis fugax 69, 76
Amblyopie 80, 125, 126, 129
– Augenpflaster 99
Amblyopie-IGeL 99
Amblyopie-Screening 97
Amiodaron 118
Amitryptilin 118
Amphetamine 117
Amsler-Gitter 41
Amsler-Gitter-Test 42
Aneurysma 64
Angiom 19
Anisokorie 77
Anomaloskop 120
Antibiotika 6
Antidepressiva 118
Antihistaminika 15
Antiöstrogen 119
Anti-VEGF-Behandlung 44
Anti-VEGF-Medikamente 65
Apoplex 71, 74, 94
Arcus lipoides 148
Areoläre Makulopathie 39
Arterienverschluss 70
Asthmaanfall 16
Astigmatismus s. Stabsichtigkeit
Atropin 126, 127
Augendruck, erhöhter 52
Augendruckanstieg 22, 35
Augendruckerhöhung 100
Augenentwicklung 126
Augenfehlstellungen 127
Augenflimmern s. Flimmerskotom 110
Augengrippe 7
Augeninfarkt
– Arterienverschluss 70, 71

Augenmuskellähmung 80, 81
– 3. Hirnnerv 81
– 6. Hirnnerv 81
Augenpflaster 129
Augentropfen 59
Augentumoren 111
Augenverätzung 20
Augenverblitzung 21
Augenzittern 123, 124, 129
Autofahrer-Sehleistungs-Test 97, 98
Avastin 46

B

Bandförmige Hornhauterkrankung 147
Basalzellkarzinom 112
Becherzellen 16
Bestrahlung 19
Beta-Karotin 47
Bifokalbrille 138
Bildgebende Verfahren 71, 75
Bildschirmarbeitsplatz 98
Bildschirmbrille 98
Bildschirmlesegeräte 47, 153
Bindehauteinblutung 6
Bindehautentzündung 6
Biosimilar-Medikamente 46
Blaufilterlinsen 33
Blendempfindlichkeit 118
Blindengeld 154
Blindenstock 153
Bluthochdruck (Hypertonie) 105
Bluthochdruck 68
Blutsenkungsgeschwindigkeit 72
Bogengänge 84
Borreliose 83
Brille 137
– Entspiegelung 137
– Gleitsichtbrille 138
– Kunststoffgläser 137
– Lesebrille 137
– Lichtschutzgläser 137
– Spezialbrille für Computerarbeit 138
– Spezialbrille fürs Notenlesen 138
Brustkrebs 119
Bulbuslänge 32

C

CCS s. Chorioretinopathia centralis serosa
Cerclage 110

Printed in the United States
by Baker & Taylor Publisher Services